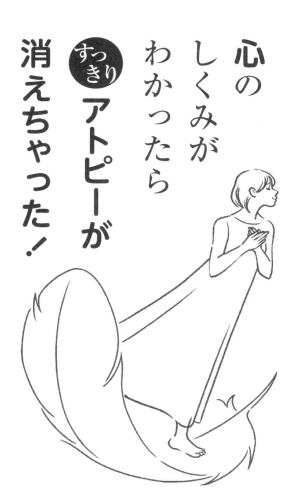

心の
しくみが
わかったら
すっきり アトピーが
消えちゃった！

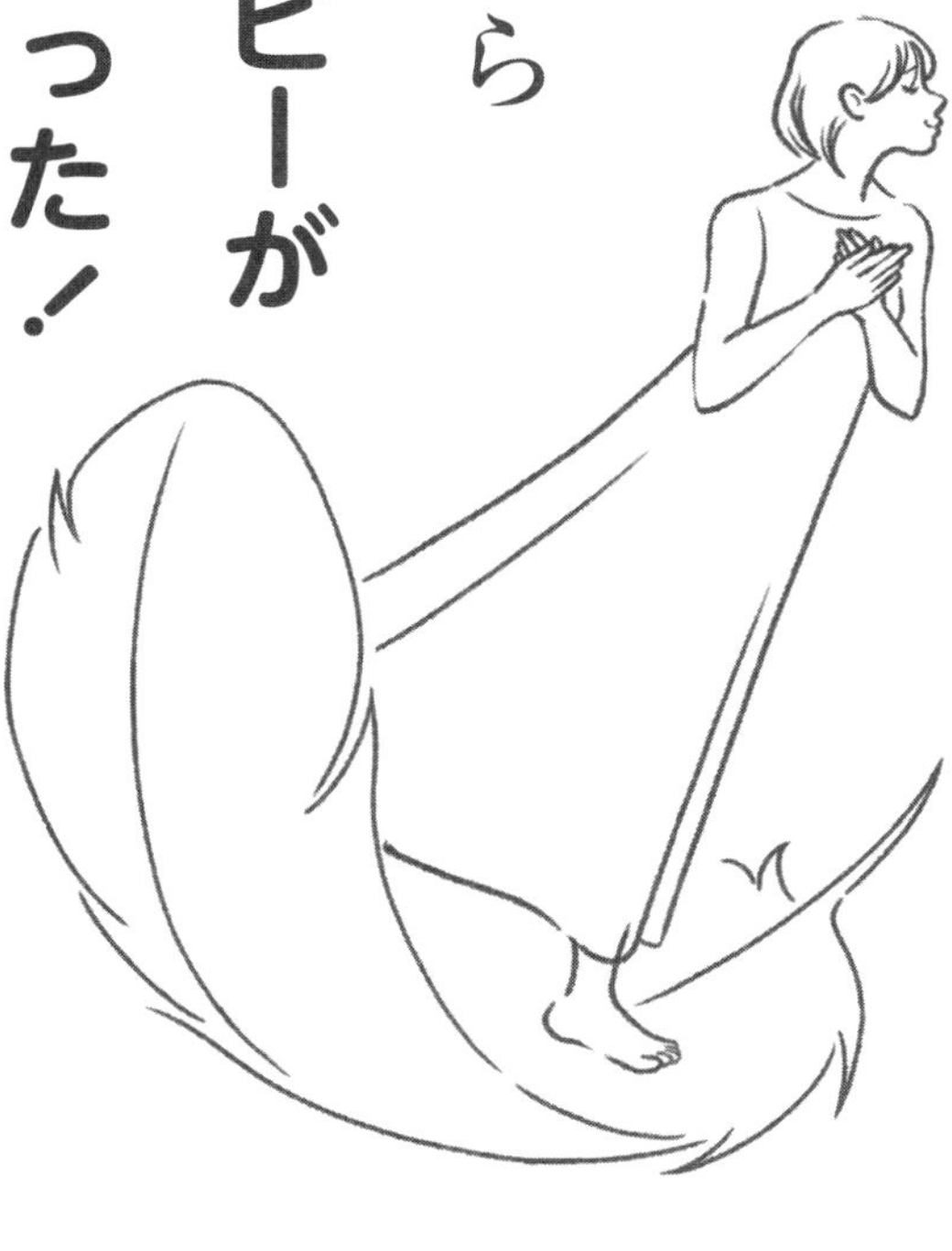

NR出版

はじめに

この本を手に取ってくださり、ありがとうございます。あなたにお逢いできたことを心からうれしく思います。

皆さんの中には、アトピーは皮膚の病気だと思っている方も多いのではないでしょうか。皮膚にたくさんの炎症が出るので仕方ないのですが、決して皮膚の病気とは言い切れないのです。

私はこれまで38年間、大人の重度のアトピーさんを中心に、延べ4万人の方々に寄り添いながら対話と手当てを続けてきました。様々な試行錯誤をくり返す中で、薬を使わなくてもアトピーの症状を抑えることができるようになりました。皆さんとても喜んでくださり、たくさんの幸せを感じさせていただきました。

ただ、どうしても気がかりなことがあります。症状が消えてもまた再発してしまったり、さらに深刻な他の病気を発症してしまう人も少なくありません。

いまアトピー罹患者は年々増え続け、難病といわれるほど「その原因は特定できていない」のが現状です。他の病気まで患ってしまうということは、アトピーだけを見ていては見えない、何か深い原因があると思うのです。

そこで私は、「アトピーは体質だから付き合っていくしかない」と片付けずに、根本からなんとかできないものかと考え、人間のしくみから追究してみることにしました。手当てを重ねる中で、最も難解で重要な問題だと思ったのは、アトピーさんの心のあり方です。

「アトピーさんに訪れる絶望は何なのか。その絶望は何のために訪れるのか」

私自身も以前アトピーを経験しました。子どもの頃から母の愛情を求め、さびしい体験を重ねた結果、母とのわだかまりを抱いたまま長年生きてきました。その心の詰まりが皮膚に溢れ出てしまったようです。

これは「認識技術」というメソッドを通して、幼少期に起きた出来事の本当の意味を知り、人生の意識が変わった事で整理がつきました。その後は、すでに他界している母の仏前にようやく笑顔で座れるようになりました。

幼い頃に生まれた負の感情は、知らないうちにその人の心を束縛し、あるとき条件がそろうと症状という姿になって現れ、当人を苦しめることになります。しかし、心のしくみをきちんと知ることさえできれば、ものの捉え方が全く変わり、自ずと癒されることがわかりました。

この体験を通して得たことが、あらゆるアトピー改善の新しい突破口になり、それはアトピーだけでなく、「他の病や世界中の人たちの健康にも関係する」、「心のしくみを知ることで人生が変わる」そう思い、この本を書こうと思いました。

前半では、体を元気にするための食事や暮らしを改善する知恵と実践法を紹介し、後半から、より重要である「根本から心を元気にする」ための内容を語ります。体を元気にするには、心が元気になることです。

今もアトピーで悩み苦しんでいる方、一生付き合っていくしかないのかとあきらめている方、自分の考えから自由になりたい全ての方に、ぜひ届けたいメッセージです。

絶望の後には、かならず希望がやってきます。

あなたが心から癒された時、あなたの人生は歓喜にあふれ、本当の自分の人生を歩むことができます。
その時、あなたの皮膚からアトピーは消えていることでしょう。

笛木 紀子

目次

Part 1 アトピーって何だろう

Part 2 体の手当て「きれいな食事」

Part 3

体の手当て「免疫力アップ」

Part 4

アトピーを本気で治したいなら

Part 5 すべての問題の原因を知る

Part 6

医師に聞く「病の本質とは」

Part 1

アトピーって何だろう

アトピーとの出会い

今から41年前の1983年、23歳だった私は衝撃的なアトピーの女性と出会いました。それは横浜のフェイシャル専門店に勤務していた時のできごとで、ある女性が訪ねて来ました。

彼女は池袋に住む19歳のモデルさん。顔にニキビができるとモデルの仕事がもらえなくなるという不安から、毎日化粧下地にベトネベートというステロイドを塗っていたのだそうです。

塗り始めて半年後のある朝、あまりに火照る顔に目が覚め、鏡をのぞき込むと、そこには今まで見たことのない人相の自分が映っていてビックリしたそうです。皮膚科から処方された薬でこうなってしまったと思った彼女は、皮膚科ではない、皮膚トラブルを専門に扱っているサロンを探し、私が勤めている横浜のお店に訪れました。

これが私とアトピーの皮膚との初めての出会いです。その皮膚はあまりにも衝撃的でまるで原爆にでもあったのかと思うような様相でした。

サロンの先生をはじめ、スタッフ全員が一丸となって彼女を治すために頑張りました。まだ新人で技術力のなかった私は、痒くて夜眠れないという彼女を自分の下宿先に泊めて、一晩中話し相手になりました。微熱があるからノドが渇くと聞けば、自分の牛乳をあげていました。その頃はまだ、乳製品がアトピーを悪化させるなんて知らなかったのです。

サロンの先生は、お金がないという彼女にサロンの掃除などのお手伝いをさせながら、無料で施術をしていました。しかし今でも難病と言われるアトピーを、当時の技術で治せるわけもなく、結局彼女の頬には跡が残り、むなしく故郷の静岡に帰っていきました。アトピーという病気がその人の夢を奪ったのです。

この出会いが、「アトピーを改善する」という私のミッションの始まりです。

実は彼女と出会った3年後、私自身も出産をきっかけにアトピーを発症してしまい、生まれた子もまた乳児性のアトピーで、アトピーとは切っても切れないご縁となりました。

本書では、そんなアトピーとは何か、近年増え続ける原因やこれまで蓄積してきた対処法について語り、Part4からは症状について本質的に知るべきこと、最後にRクリニック院長の長岡医師に「病の本質について」興味深い話をお聞きします。

これまでの治療では、ほとんど語られることがなかった内容が飛び出すので楽しみにしてください。

対症療法が悪化をまねく

アトピーは皮膚に強烈な症状が出ます。でも、皮膚に原因があるわけではありません。その強烈な痒みや赤み、浸出液などを一日も早く抑えたい気持ちはよくわかります。私がアトピーの時もそうでした。そうした皆さんの打つ手は対症療法です。

手っ取り早く皮膚科に行けば、症状を抑える薬が保険でもらえます。塗れば、飲めば、症状はおさまります。忙しい現代人にはありがたいことですが、治るというわけではありません。

それが何年、何十年と続いた時に私たちの身体はどうなるのでしょう。私は、「アトピーくらぶ　れのあ」という大人のアトピー改善を専門にしたサロンを38年間運営していますが、当店にいらっしゃる方の99％の人が言います。

「アトピーを完治させたい」

でも多くの人が気づいているように、皮膚科の薬で症状を抑えることはできても完治と言えません。むしろ深刻な状態になってしまう場合が多いです。私は皆さんにこのような例え話をします。

最近、異常気象で熱波やゲリラ豪雨が多発していますね。皆さんの自宅の近くに川があるとします。その川が大雨で氾濫を起こし、皆さんのお家が水浸しになったとします。この水浸しになったお家がアトピーの皮膚の状態です。

さて、水浸しになったお家（皮膚）に原因はありますか？　いいえ、異常気象や土手が低かったことなどが原因ではないでしょうか。さらにこの洪水が毎年起こっているとしたら皆さんはどうしますか。異常気象は個人の力で変えられなくても、土手の高さを変えたり引越しをしようなどと思いませんか?でも、実はこれも対症療法です。

かの有名な物理学者アインシュタイン博士は、「あと1時間で地球が滅亡するとしたらどうしますか」という質問に、「最初の55分を何が問題なのかを発見するために費やし、残りの5分でその問題を解決するだろう」と、答えたそうです。

医療に限らず、現代人は何事にも早急な答えを求めすぎです。何が本当の原因かを知らずに、安易な対処を求めても根本的な解決にはなりません。では、どうしたらいいのでしょう。それは原点にかえること。人間のしくみを理解することです。

不快な症状は身体からのSOS

長年アトピーの人たちと接することでわかったことのひとつに、「皮膚だけをどんなにいたわっても何も変わらない」という、悲しい事実があります。

たとえば、自転車に乗りたいと思ったとき、乗り方を誰かに教わりませんでしたか?

すでに自転車に乗れる人に教わりますよね。同じように「アトピーを治したい」と思ったら、より根本的に対応してくれる人に聞くのがベストです。アトピー性皮膚炎として皮膚科の先生に診てもらうのは当然の判断だと思います。それで症状が抑えられて問題がなければよさそうです。でも、それだけで終わらない人もたくさんみてきました。

こんなに全身がつらいのに、皮膚という部分の症状のひとつとして捉えられてしまっているアトピー性皮膚炎という病気。皮膚の症状を薬で抑えてもまた症状が出て、これを一生抑え続けていくことができるのか不安になるのは当然です。

古代ギリシャの医師ヒポクラテスの有名な言葉に、「人は身体の中に百人の名医を持っている。その百人の名医とは自然治癒力である」というのがあります。この名医とは、自分にとって不快な症状であり、熱だったり、下痢だったり、痛みだったり、痒みだったりします。体は症状を発して「何とかしてくれ」と持ち主である私たちにSOSを訴えかけ、正常に戻ろうとするのです。それは自然治癒力の一つです。

「体の声を聞きましょう」ともよく言われますが、どうしたらいいのか?と思ってしまいますよね。その体の声の聞き方や、症状というメッセージへの対応の仕方がわからないのです。それは、自分の体と心のしくみを知ることで、感覚が開発されて繊細な体の声を聞くことができるようになります。この「繊細な体の声が聞ける感覚」は、痛みや痒みという明らかな症状が出る前の状態が大事なのです。

とはいえ、「症状が出てしまっているのに、それどころではない」と思われる人もいらっしゃるでしょう。ですから対症療法をしながら自然治癒力を高めていくために、何をすべきか根本から改善していく方法をお伝えしたいと思います。

正しく知らなかったから解決できなかったことも多いはずです。順番に理解していき、自ら治る力を取り戻していきましょう。

アトピーは「溢れ」

人間のしくみには大きく分けて二つ、「体のしくみ」と「心のしくみ」があります。

まずは、体のしくみから見ていきましょう。

インプットとアウトプットの理論

私たちの体は、食べて吸収されたものでできています。これがインプットの理論です。そして吸収した栄養をエネルギー源として新陳代謝し、老廃物を排泄します。この排泄がアウトプットであり、特に「尿」「便」「生理」を3大排泄と私は定義しています。

簡単に言えば、良いものを食べてきちんと排泄していれば、老廃物が溜まらず良い循環が起きている状態で「健康」ということになります。

この単純な営みのバランスが崩れ、それが続くことで老廃物が体内に蓄積して悪循環となり、人は「病気」になるのです。

医者でもない私が、なぜアトピーの手当てを長年に渡り続けてこられたかというと、結果を出してきたからに他なりません。この実績を導いた理由のひとつは、お客様をじっくり見つめ、よく観察したからです。じっと見ているとあることに気づきます。

排泄とは

3大排泄がおろそかになると、皮膚からも老廃物を排泄しようという機能が働くのです。皮膚科学では、皮膚の働きを次のように定義しています。

・体温調節作用
・排泄作用
・保護作用
・分泌作用
・知覚作用

そもそも皮膚は排泄する働きを持っています。3大排泄である「尿」「便」「生理」で補いきれなくなると、4つ目の排泄器官である「皮膚」が働きだします。

まずは、汗・フケ・涙・めやに・いぼ・シミなどとして排泄し、体内にいてほしくないものを体外に追い出します。それでも間に合わないと判断すると、大雨時のダムが堰《せき》を切ったように一気に老廃物を皮膚から大放出しようとするのですが、この大胆な「溢れ」がアトピーです。

昭和30~40年代、庶民は名医と言われる人を「赤ひげ先生」と呼んでいました。それぞれの地域に一人くらいは、話をよく聞いてくれる先生がいたのではないでしょうか。赤ひげ先生のモデルは、江戸時代の小石川療養所の医師だそうです。今でも日本医師会には「赤ひげ大賞」というのがあり、地域の実情に応じて創意工夫をこらし、住民への熱い思いをもって地道に活動を続ける医師を顕彰《けんしょう》するそうです。

昔の赤ひげ先生は「生理がくれば、アトピーは治るよ」と言っていました。実際そう言われたという方も、以前は何人もいらっしゃいました。「生理がくれば、アトピーは治る」とは、排泄がもう一つ増えれば「皮膚からアトピーという排泄をしなくてもいい」と言うことです。私もこの話をよくしてきました。

でも、近頃は生理がきてもアトピーは治らない、それどころかますます悪化するばかりです。では生理のない男性はどうなのでしょう。

近頃は男性のアトピーも増えています。女性に生理がくる頃、男性は体毛が濃くなります。男性はもともと女性より体温が高いため、汗もかきやすく、皮膚のキメが粗いのでニキビもたくさんできます。

最近の男性は肌のキメが細かく、女性のように体毛の薄い子が増えました。つまり、正常な排泄が減ったと考えられます。

女性に多い病気だったアトピーが男性に増えているのも、排泄のしくみに要因があると言えるでしょう。

いずれにしても男女に関わらずアトピーさんが増え、症状も悪化の一途ですから、その原因を探るためには、昔とは違う社会背景や生活環境を見つめ直す必要があります。

自然離れがアトピーを生んだ

アトピーという名称はアメリカの皮膚科医ザルツバーグ氏が1933年に提唱したもので、ギリシャ語の「アトポス（atopos）」に由来し、「奇妙な」という意味です。

日本にアトピーという言葉が上陸したのは、1960年代です。1962年1月30日の朝日新聞に「アトピー」という言葉が初めて掲載されました。私は現在64歳ですが、小学生の頃、クラスにアトピーの子は一人もいませんでした。

また、2014年の話になりますが、東京都板橋区で学校医を務めている知人の情報によれば、小学一年生のアトピー発症率は30％弱、その子たちが五年生になると70％以

日本でのアトピー発症率

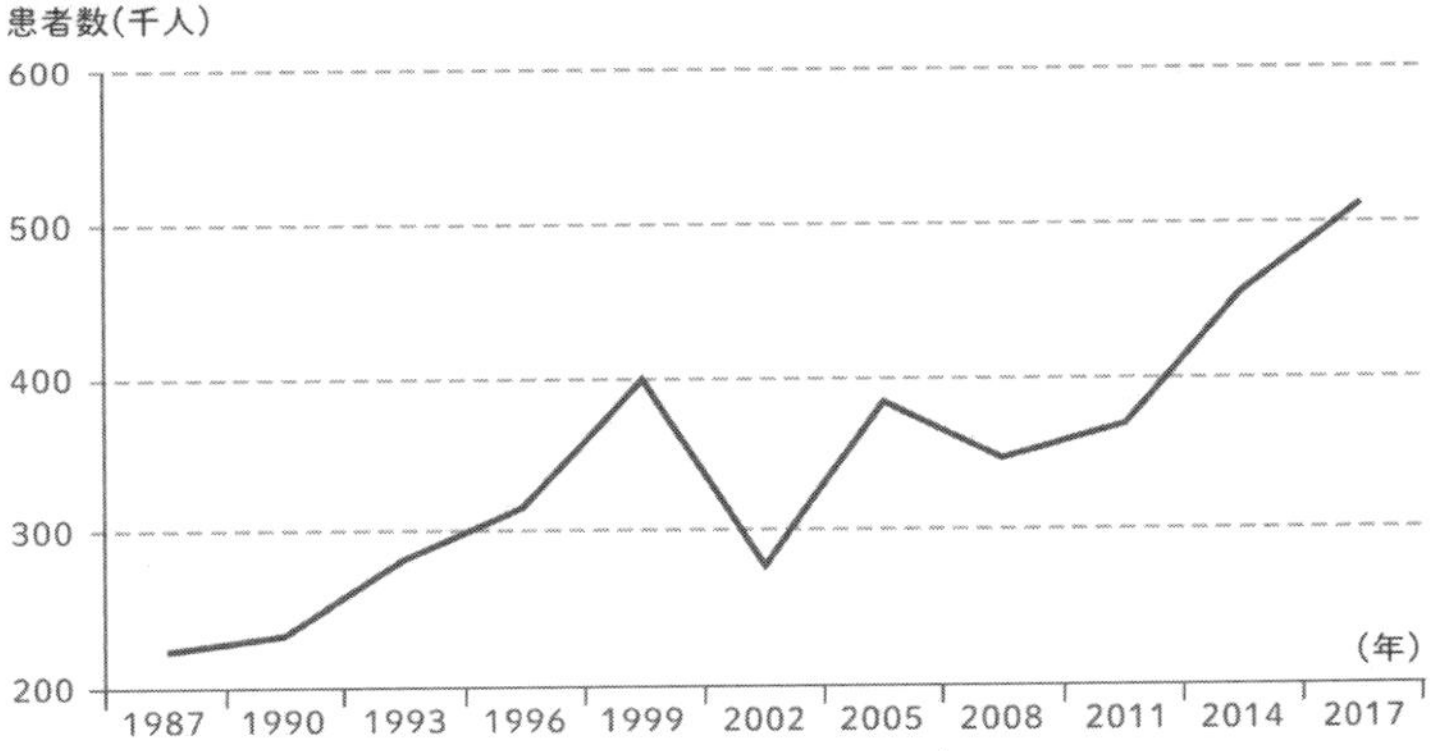

日本でのアトピー発症率（厚生労働省 2017 年「患者調査」）

上が発症。その他、喘息、花粉症を含めると、すべての子が何らかのアレルギー症状を持っていたそうです。それから10年の月日が流れた今、どんな状況になっているのか心配です。

アトピーは近代に生まれた新しい病気ですが、日本のアトピー発症率は、6～7歳で世界2位、13～14歳で9位という高いデータが発表されています。

また、厚生労働省の2017年の「患者調査」によれば、この30年間でアトピーは2倍以上に増加しています。これは、急激な経済成長と引き換えに環境破壊が進行したことと関係します。

一見「自分とは遠い話」と思うかもしれませんが、環境破壊の中には、水質汚染や森林破壊が含まれます。

例えば、水に含まれる重金属の問題があります。重金属とは、鉛、水銀、カドミウム、ヒ素、アルミニウムなどですが、アトピーの人の体内にある重金属の蓄積度を測定してみると、どなたからも高めの数値が検出されます。

水などから知らないうちに生活の中で重金属を取り込んで蓄積しているのです。もちろんアトピーの人に限った話ではありませんが、重金属の種類によって中毒症状などは様々です。

また、昨今は食事も手軽にどこでも手に入れられるようになりましたが、その代償として添加物やアレルギー物質を体内に取り入れることにもなっています。子どもたちも自然から離れ、家の中で遊ぶことが増え、運動不足になりがちです。

さらに森林破壊により緑は減少し、工場地帯は空気が悪く喘息も増えて、健康でいられるのが不思議な環境と言っても過言ではないくらい、私たちを包む自然環境は壊れています。こうした環境破壊は私たちの力だけではくい止められません。

だからこそ、失われた自然環境の恩恵を少しでもとり戻せるよう、日々の暮らしを見直して、なるべく自然な状態へ近づけていくことが大切ではないでしょうか。

アトピーは生活習慣病

人類はこの100年間で、自然からかけ離れた生活を送るようになりました。

例を挙げればキリがありませんが、それによって生活のあちこちに小さなひずみが生じ、その積み重ねがアトピーという現代病を発症する原因になっていると私は考えています。

だから一つひとつ丁寧に見直し、水や食べもの、生活の仕方を工夫することが必要です。これらの影響は些細に見えますが、「塵も積もれば山となる」というように、日常的に蓄積されることで症状の原因を特定しづらい要因となったり、あるとき表面化することにもなります。

生活の変化

水	・岩清水、井戸水から雨水へ
食べ物	・食べ物に栄養がなくなる（農薬・化学肥料・添加物の影響） ・遺伝子組み換え野菜の登場
運動	・運動不足により、 体温の低下、便秘、NO（一酸化窒素）の減少
睡眠	睡眠の乱れにより、 ・睡眠前の身体を休める時間の損失（夜９時には寝るのが理想） ・AM１時～３時までの免疫を作る時間の損失
入浴	・湯船からシャワーになることで、100倍の塩素を摂取 （気化した塩素ガスが浴室内に充満し、吸引してしまう）
社会	・ストレスフルな社会により、血球がストレス球に変化
電磁波	・パソコン、スマートフォン、家電の普及により 電磁波の影響が激増
衣類	・化学繊維の普及により皮膚への刺激増 ・電磁波の予防ができなくなった

薬の長期乱用の代償

私の母は昭和9年（1934年）の生まれで、11人兄弟でした。第二次世界大戦の終戦が1945年とお伝えすると、何となく時代背景は理解していただけると思います。そうです、とても貧しい時代でした。

毎食ご飯をいただければそれだけで贅沢、おやつなんてありません。それにどの家庭も子だくさんだから、お母さんはとても忙しい。少しくらい子どもの皮膚に何かできても気にもとめません。また、医療が大変高価な時代でもありました。

尊い命を守ってくれるから、昭和の時代は「お医者様」と呼び、医師を尊敬のまなざしで見ていました。

私は昭和34年（1959年）の生まれです。写真は白黒、田舎なのでテレビはまだ村に1台か2台、電話のあるお宅もまれでした。子どもたちは学校から帰るとランドセルを玄関に投げて、外遊びに夢中でした。山や海で遊んでいると、腕にできた「汗も」はいつの間にか消えていました。アトピーは、はじめは「汗も」みたいなものです。その当時、そこに薬を塗ろうなんて考える母親はいませんでした。

今日では保険制度が充実して薬を安く処方してもらえるようになり、忙しい現代人は体調を崩す前に薬を服用し、生理痛・頭痛・便秘などをコントロールしています。

赤ちゃんにおいてはゼロ歳児無料検診や乳幼児医療費助成制度などがあり、無料でお薬をいただけます。そこで、もらえる間にたくさんの薬をもらっておこうとするお母さんも見受けられます。

アトピーさんによっては、ステロイドを10年、20年、そして30年と使い続けます。やがて効かなくなった時に絶望を知るのが現状です。

いつの間にこんなに医療が身近になり、様々な害が起きるまでに薬を使うようになってしまったのでしょう。私はアトピーさんの手当てをしながら、「この状況を何とかしなければ」とずっと考え悩んできました。

アトピーは外からこない

アトピーは風に乗ってやって来ないし、他人からもうつりません。アトピーさんからは、よく次のような言葉を聞くことがあります。

「温泉に行くのが怖い」「修学旅行が恐ろしい」「人前に肌をさらすのが恐怖」人に見られるのが嫌だという気持ちは十分わかります。心ない人に「うつるのではないか」と言われることもあるそうです。

20年ほど前のできごとになりますが、あるご夫婦が私のところに訪れました。ご主人はとても憤慨しておられました。午前中に大学病院に行ってきたが、医師に「ご主人が奥様にアトピーをうつした」と言われたそうです。冗談のような話ですね。

アトピーはうつる病気ではありません。温泉に他の人と入っても何の問題もないのに、なんと悲しいことでしょう。

先に述べたように「アトピーは溢れ」ですから、体内にその汚れを閉じ込めておく方がよほど怖いことです。本人や周りの人が正しい情報を得ることはとても大切です。

アトピーさんの本当の姿

今やアトピーは、重大な病気に変容しています。アトピーの体質改善をしようとする時、すでに単独の病気として捉えるだけでは手当てできなくなっています。具体的に言うと、アトピーで悩んでいる人は、実はステロイド障害でも悩んでいるのです。

はじめてアトピーが出た時、もしかしたら自身が幼いなどの理由で、どう手当てしたらいいか自分で決められなかった人もいるかもしれません。

幼い子どもが皮膚を掻きこわしているのを見ると、見慣れている私でも「かわいそう」と思って、つい痒みを止めてあげたくなります。アトピーが出た子を病院へ連れて行くのは当然の選択でしょう。

そこで処方されるステロイドという薬は、魔法のように痒みを止めてくれるので、痒みが止まれば掻くことはなくなり、とにかく炎症は静まります。そうすれば親子ともに、ひいては祖父母も安心します。そして再び痒くなればまた病院へ行き、薬をもらいます。

この繰り返しがいつのまにか「薬から離れられない人」をつくっていくのです。気づけば、数々の病院を転々とし、県を越えて評判の良い病院を訪ね、大学病院に入院する人もいるほど、知らず知らずのうちに悪化している人もいます。

そんな人たちが口々に発する言葉が、「薬を塗らなければよかった」です。

「薬を塗らなかった頃よりひどくなっている」と言うのです。薬が効かなくなって、はじめて気づく人が本当に多いです。また近頃は、皆さんがたくさんの情報をお持ちで、インターネットで調べて怖くなり、できる限り薬を使わずに改善しようとしている人も増えています。

私が声を大にして言いたいのは、「**薬を長期使った人ほど改善が長引き、辛い**」ということです。特に独自の方法でステロイドからの離脱を試みた人は地獄を見ます。あまりにも辛すぎて、日常生活が何もできなくなるといっても過言ではありません。

どんどんひどくなる姿に、周りの応援の声も小さくなります。そしてせっかく決意した薬からの離脱をあきらめてしまうのです。

「私の人生、こんなもの。いいじゃないか。皮膚が黒くたって、シワが深くたって、お化粧できなくたって、あの時の辛さに比べれば、今の日常生活が保てる。

心無い人は、おせっかいな声をかけてくるけど、やり過ごす術も覚えた。だから医者が言うように、この病気と一生付き合っていけばいいんだ」と、本心に反した覚悟をしてしまうのです。

私は知っています。ステロイドから離脱しようとしたあなたが、どんなに頑張ったのか、その期間どれほど辛かったのか。そのような人を今まで何万人と診てきました。

だから私は「心とは何なのか」ということを学んだのです。それは心理学でいう心ではありません。

私たちは、いったいどこから来て、どこに行くのか？

なぜ、アトピーになったのか？

あなたがアトピーになったのには、ちゃんと意味があるのです。

そして、心というものが織りなすしくみがわかったら、辛すぎるステロイド離脱の体質改善期間を乗り越えることができます。

対症療法ではなく体のしくみを理解して、さらには自分の思考と行動のパターンの原因と心のしくみをわかることで、自力でアトピーを脱ぐことができるとわかります。

それが**心と体の両翼で手当てする**という、本書の最大の目的です。

まずは先に「溢れ」を改善するための体の手当てについて、食事と免疫の2つに絞ってお話しします。今まで調べてこられて、知っていると思うところは読みとばしていただいてもかまいません。

身体に日々何をインプットするのかは大事なので、先に食事からお話ししていきます。

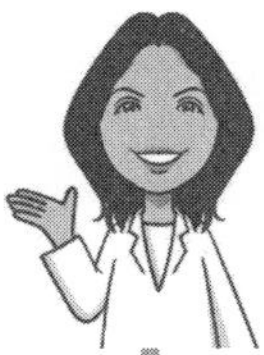

◆Drコメント◆

症状には急性期と慢性期があります。急性期は対症療法が必要となり、まずは症状を抑えなければ次に進めません。しかし慢性期には病の根本にアプローチしていくことが必要です。現代医療は急性期に強く、それゆえ慢性期にも急性期と同じことを継続していくことが多々ありますが、慢性期には病の根本へのアプローチが必要です。それは心身二元論の現代医学の観方ではなく、心身一元論の観方です。

Part 2

体の手当て「きれいな食事」

どんな人も見逃せない食の基本

私たちの体は、食べて吸収されたものを栄養として新陳代謝し、日々生活しています。体を生かす土台が食にあるということですね。そんな大切な食ですが、何を食べたらいいのでしょう。

私は、栄養学をさほど重要視していません。私がアトピーの手当てを始めてからも、幾度となく栄養学の指針は変わってきました。基準軸のない世界なのです。

ある人はビーガン、ある人はマクロビアン。糖尿の人にはお蕎麦よりお肉の方が体に優しいと言うし、お蕎麦を食べている県が長寿県と言う説もありました。一時玄米菜食がもてはやされ、今も静かなブームではありますが、よく噛まない現代人に果たして玄米が栄養になっているのかという疑問もあります。また、年をとったらお肉を食べて筋力を温存しようという人もいます。

いったいこの複雑な世界観をどのように定義づけしていったらいいのでしょう。

戦後になって農協というスタイルが導入され、農家が農業になってから、農薬や化学肥料が大量に使用されるようになり、明らかに野菜に力がなくなりました。だからこそ、考えなくてはならない栄養の摂取の仕方があると思うのです。

私がはっきりと言えることは、「バランスが重要」だということです。たくさんの種類の食物を余すことなく摂取するという考えのバランスもあれば、ある食物をまるごと一ついただくことがすべての栄養をいただくということだから、それがバランスだという考えもあります。

また、外で働く人、アスリート、事務職の人など、人それぞれ生き方も好みも違うので、何々が良いと一概に言えません。ですから、皆さんそれぞれに合ったバランスを見つけていただくための土台として、ここではすべての人が見逃してはならない食の基本を中心にお話していきます。

先ほども言いましたが、私は1959年生まれで終戦が1945年ですから、戦争の痛手も戦後の飢餓の苦しみも知らずに育ちました。その中で現代との大きな違いは「おやつ」という概念です。

昔のおやつ、今のおやつ

成長期の子どもは大人より回数を多く食べていいと思っていますので、おやつをいただくということは問題ないのですが、食材が重要です。私は、自然素材を使用したおやつをおすすめしています。

私が子どもの頃は、その季節に採れる野菜が主なおやつでした。春には野イチゴを取りに山に出かけ、お盆頃になるとほおずき、夏の終りはトウモロコシ、秋には焼き芋やじゃが芋をふかしてもらうこともありました。もちろんバターなんてハイカラなものはありません。お漬物や出汁《だし》に使ういりこは一年中あるので、それもおやつの役割を果たしていました。

一年に一回だけ、小学校の文化祭でケーキをいただけるチャンスがあり、それはそれは天地がひっくり返るほど嬉しいおやつでした。我が家は海辺にあり、砂浜が毎日の遊び場だったのですが、クルミが流れ着いていて、それを割っては中をくりぬいて食べていました。自然児という言葉がピッタリだったあの頃の私たちは、遊びながら大地とつながることで体内の電気も抜いていたようです。

そんなふうに自然素材のおやつを食べて暮らしていた頃は、アレルギーやアトピーという言葉や症状はみな知らなかったし、子どもたちも外でのびのびと遊んでいましたから、とても幸せな時代だったのだと思います。

ちなみに「私の生まれ育った1960年前後の日本の子たちが摂取する年間の砂糖の量を、今の人たちは、新幹線で東京から名古屋へ移動する2時間ほどの間に食べてしまう」という話を聞いたのが20年前。現在はというと、砂糖の一人当たりの消費量は50年前（1970年）の半分ほどに減っているようです。

これは、お砂糖より安い人工甘味料を使うようになったからです。手軽に安く食べたいものをすぐに買えるようになりましたが、そのようなお菓子などには人工甘味料が使われていることが多いです。つまり、現代は人工的なおやつになっているのです。

大半の子がアトピーも含めなんらかのアレルギーを持つという現代、子どもの成長の糧となるおやつにおいても、考えていきたい課題です。

現代人の危ない食環境

砂糖もそうですが、特に人工甘味料には強い中毒性があり、過食を助長すると言われています。最近になって「人工甘味料アステルパームには発がん性の可能性がある」と、WHO（世界保健機関）傘下の国際がん研究機関（IARC）が発表しました。

いろいろ調べるときりがないですが、現代人はカロリーオーバーの栄養不足、添加物や農薬まみれの食事をしていることが多いようです。遺伝子組み換えの食品もスーパーに並んでいるので、売っているから大丈夫だろうと思って買うのではなく、自分で原材料の確認をするなどは必要ですね。コンビニエンスストアが近くにできるとアトピーが増えると聞いたことがありますが、なまじ嘘とも思えないお話です。

日本のコンビニエンスストアの店舗数は2023年度で5万8千店ほど。これは日本の郵便局の約2．5倍、交番の数の10倍近くです。約6．2平方キロメートルに1店舗ある計算になり、近くにあって生活にはとても便利で助かります。

おにぎりも握らなくていいし、日々お惣菜も美味しくなっていますし、毎日違うメニューが安価な値段でいただけます。

でも便利さだけで選ぶのではなく、皆さんの体の中に入るものなので悪影響がないか、ぜひ関心をもってほしいです。どうしても忙しい時などに、コンビニ食やレトルトなどを利用するくらいに考えておいた方が良いでしょう。

水も大事

水道が整備される以前の水源は、川、井戸、湧水、用水、溜池でした。しかし、令和元年度の調査では約47．9％がダムに依存しているとあります。次いで25．4％が河川、19．1％が井戸水です。

水道水は塩素で消毒するのが日本の法律により定められています。ですから塩素臭の残るお水が水道から出てきます。日本の水道水は世界でも有数の直接飲んでも安心な水として有名ですね。「水道水を直接飲むのはちょっと…」という方でも、浄水器がついていたらそれで安心する方も多く、水に対して意外に関心が低いことに驚きます。

日本の水道水検査項目は段階的に増えており、昭和の時代に26項目だったものが平成4年は85項目に増え、平成24年には124項目になり、令和4年4月には「検査項目は変化なし・水質基準の規制緩和」となっています。

これは一体どういうことでしょう。検査項目がこれだけ増えていることは、裏を返せば水が汚染されているという意味です。野菜と同じように、水もどんどん力がなくなってきているのです。

先にも言いましたが、初めて来店された方の体内の重金属の蓄積度を調べると皆さん、アルミ・水銀・銀・鉛を体内に溜めこんでいます。これらがすべて水道水だけの理由とは言い切れませんが、お水のアドバイスを実践されている方は明らかに検査の数値が改善します。数値が改善するということはアトピーの改善にも影響します。

私たち人間の体は、ほとんどが水分ですが、その水の中に内臓が浮かんでいると思ってください。水分量が高い人ほど若いと言われています。みずみずしいという言葉はそういう意味ですね。

体内の水分量は、新生児で8割、低学年7割、成人6割、老人は5割。血中の水分は年齢に関係なく83%で、血液や体液にたくさんの酸素が含まれていることが理想なので、溶存酸素量の多い水をお勧めします。

近頃はペットボトルの水を利用する方が増えていますが、ペットボトルには販売するための法律があり、ほとんどの場合は加熱処理が必要なので酸素は含まれていません。ですから金魚鉢の水をペットボトルの水に変えると、酸素不足で死んでしまいます。

こんな具合ですからペットボトルの水も安心できません。高い山に何百年も前に降った雨が浸み込み、年月をかけて岩盤からミネラルを吸収しながら湧いてくるものを詰めてくれているペットボトルもまれにあります。昔の水を再現していて理想的ですが、非常に高額です。じゃあどうすればいいの？と言いたくもなりますよね。

水は毎日大量に使用するし、様々な生活様式に関わってきます。地域や家庭によっては浄水器を2~3台、さらに活水器を取り付けるお宅も出てきています。

できれば浄水は2回以上、活水はやればやるほど良いです。ぜひともご自宅の水道から出てくる水を、上等な水質に変換する方法を試してみてください。

おろそかにできない野菜選び

皮膚は、生命維持に一番遠いところに位置します。弱っている臓器があればそれを生かすことを優先するため、体に栄養が十分でなければ皮膚は生まれ変わるための栄養がもらえません。ですから、元気できれいな皮膚をつくるためには、摂取する野菜に豊富な栄養があることが大切です。

私が野菜の皮をむかずに食べるようになってから何年たつでしょう。野菜は実と皮の間にある栄養がとても重要ですし、一つ丸ごといただくことがバランスの良い食事となります。「一物全体食」です。でも、農薬がかかってしまった野菜は、残念ながら皮をむかざるをえません。皆さんも気をつけて野菜を選んでいることと思いますが、ここで農薬の有無を調べる方法を一つお伝えしておきます。

食べ物の栄養価の変化

	ビタミンA（※） ニンジン	ビタミンB2 アスパラガス	ビタミンC キャベツ	鉄 ほうれんそう
（100g 当たり）	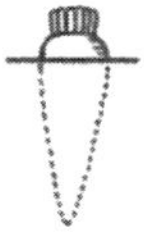	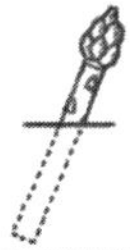	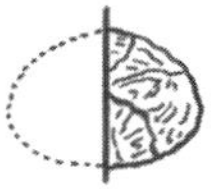	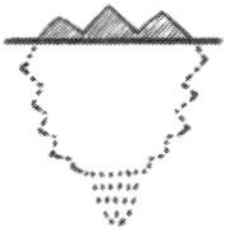
〈1950 年〉	4050μg	0.3mg	80mg	13mg
	82%減	50%減	49%減	95%減
〈2015 年〉	720μg	0.15mg	41mg	0.7mg

※レチノール活性当量
※出典：文部科学省「日本食品標準成分表 2015 年版（七訂）追補 2017 年」※食品は全て生のものを採用

農薬が使われていない野菜は、冷蔵庫の中で徐々に枯れていきます。たとえ生産者が農薬を使用していなくても、野菜がグジュグジュに傷んでいけば、それは化学の影響を受けたと思ってまちがいありません。ステロイドを使い続けた後のジュクジュクの皮膚に似ていますね。どちらも化学の影響を受けた結果のダメージです。

農薬が気になるお野菜は、上質なお水に数分だけつけ置きすると良いですよ。

様々な宅配システムやお店に安心な野菜がうたわれているものがありますので、十分考慮して選択したいものです。

巷にあふれる遺伝子組み換え作物

遺伝子組み換え。この文字を見る度に私の心はざわつきます。在来の種を使わずしてどうするのでしょう。遺伝子組み換えの作物は、食糧問題の解決と農業の生産性向上のため、１９９６年に米国で開発されました。

国立研究開発法人 農業・食品産業技術総合研究機構のデータを参考にお話しすると、遺伝子組み換え作物とは、害虫抵抗性組換え農作物、除草剤耐性組換え農作物のことです。食品原料の安定的な供給や持続的な農業を可能にしているとありますが、それだけでしょうか。

遺伝子組み換えの食品は、皆さんの食卓にも知らず知らずのうちに取り入れられています。農林水産省によると、世界での栽培面積は１９９６年に１７０万haから２０１９年には１９，０４０万haに増大し、その広さは日本の国土の約5倍もあり、２０１９年の栽培国は29か国にも及びます。

日本では研究用の栽培のみ許可され、商業用の栽培は許されていませんが、驚いたことに今現在、日本は「世界で一番遺伝子組み換え作物を食べている国」と言われています。食物自給率が38%と低いからでしょう。

例えば、皆さんのご家庭でよく食べられている納豆。発酵食品は伝統的な食品ですから、お勧めしている食材の一つですが、スーパーには国産大豆100%と表記された納豆が山積みになっています。日本の大豆自給率は約5%なのに、これはいったいどういうことでしょう。

日本の輸入大豆の約94%は米国産です。計算上では、日本で使用されている大豆の約60%が遺伝子組換えで、現在その使用割合はさらに増加中という調査結果もあります。

また、その国が大切にしてきた在来種がどんどんF1（交配種）に変わってきているのも事実です。そもそも種は買うものではなく、その年の作物から取るものでした。

その大地のエネルギーによって育った種が、またその大地で実をつけ、大地に適した種を生む。私たちの体は、食べ物を素材としてつくられているので、その大地に根づいた食べ物をいただく、地産地消も心がけられるといいですね。

時折、「私は、遺伝子組み換えではないと記載された納豆を食べています」という方がいらっしゃいます。気にする方が増えている証拠ですね。今まで、日本は5％以内であれば「遺伝子組み換えでない」と記載されていましたが、2023年4月から食品の任意表示制度が改正されました。

「適切に分別生産流通管理された旨の表示をする」というようになっているとのことですが、詳しくは消費者庁が出している案内などに記載されています。

大豆やとうもろこしを代表とする遺伝子組み換え農作物には賛否両論ありますが、一番問題視されているのは何かといえば、「除草剤耐性と殺虫性」と言われています。

ここで多くはお伝えしませんが、海外では、遺伝子組み換え作物を食べることだけでなく、遺伝子組み換えの飼料を食べた家畜の問題も取り上げ、アレルギーなどの免疫疾患やガン、不妊など、様々な健康被害が出ているといった調査結果の報告もあります。いろいろと考えるべきことがたくさんありそうです。

日本人の癌の発生率は2人に1人、アトピーやアレルギーにおいては年々増える一方で、これ以上食の文化が壊されていくと、人類は食に滅ぼされてしまいます。

私の友人に、30年前から、大分の山のてっぺんを開拓し、そこに続く700mもの道を自力で作り、自給自足に近い生活を営んできた人がいます。

作れないものは顔の見える生産者から購入し、野や山で摘んだ薬草を発酵させ、体に優しいドリンクを作ったり、完全無添加の菓子類を焼いたりすることを仕事としています。

油の扱いが特に難しいそうですが、圧搾絞りの油に、砂糖の代わりとなる自家製酵素シロップと粉麹でうまみを出した酵素ドレッシングなども通販で販売しています。

私も利用していますが、このように安心安全な材料を使用し、丁寧に作られたものは今の日本では本当に少なく、作ってくださっている方に感謝しています。

そのような意識をもつ生産者や消費者が増えることで改善できることもありますね。

まずは、正しい選択ができるように、私たちが関心をもつことが大事ではないでしょうか。

野菜と糖鎖の関係

見た目は同じなのに、現代の野菜はまるで中身が空っぽさんです。お客様の血液検査の結果を見ると、ヘモグロビンやフェリチン定量（貯蔵鉄）が減少しています。

血液中に含まれるヘモグロビンは体中に酸素を運んでくれるため、その重要な材料である鉄分が不足すると貧血になり、疲れや息切れ、動悸、立ちくらみなどの深刻な症状が起きやすくなります。

細胞は血液の変異体です。体質改善のためには細胞に栄養が必要なのに、野菜に含まれる鉄分量が著しく減少してしまうと、細胞への栄養の運搬が上手くいかないのです。

野菜は皮をむかずに食べてほしい理由のもう一つに、「糖鎖」があります。

なじみのない栄養素かもしれませんが、実と皮の間にある栄養素と言われています。

この糖鎖は、自然界に２００種類ほどあるのですが、そのうち人間に必要な糖鎖は８種類です。

8種類の糖鎖

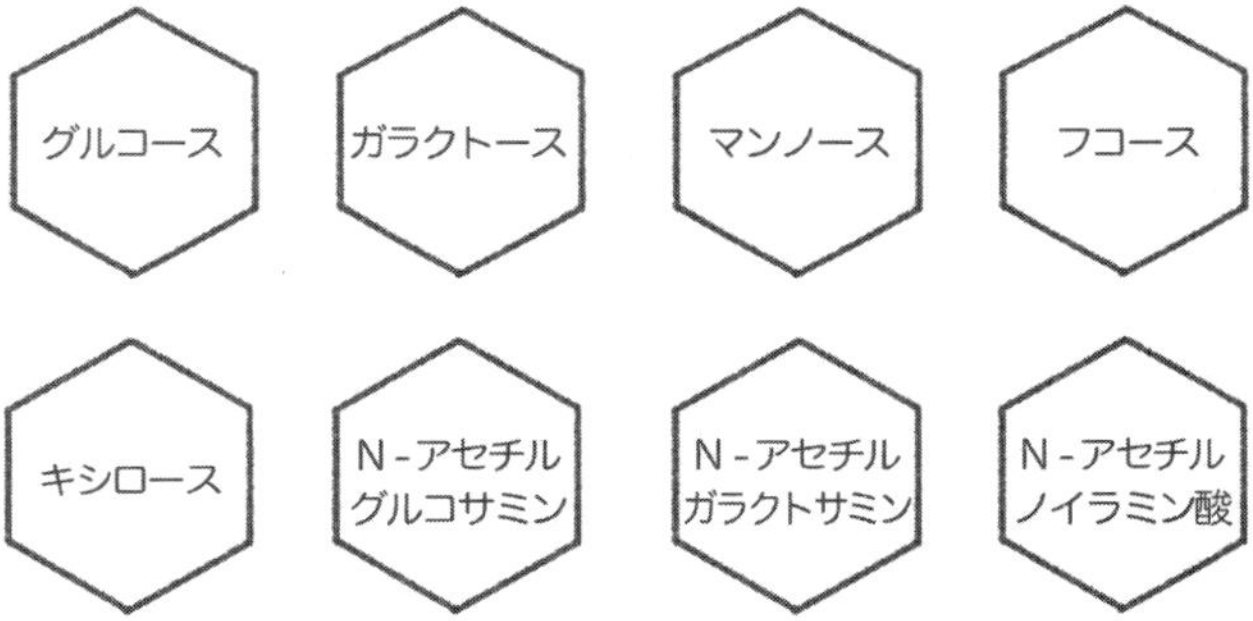

主な農作物の鉄含有量の変化

（1950年→ 2010年）

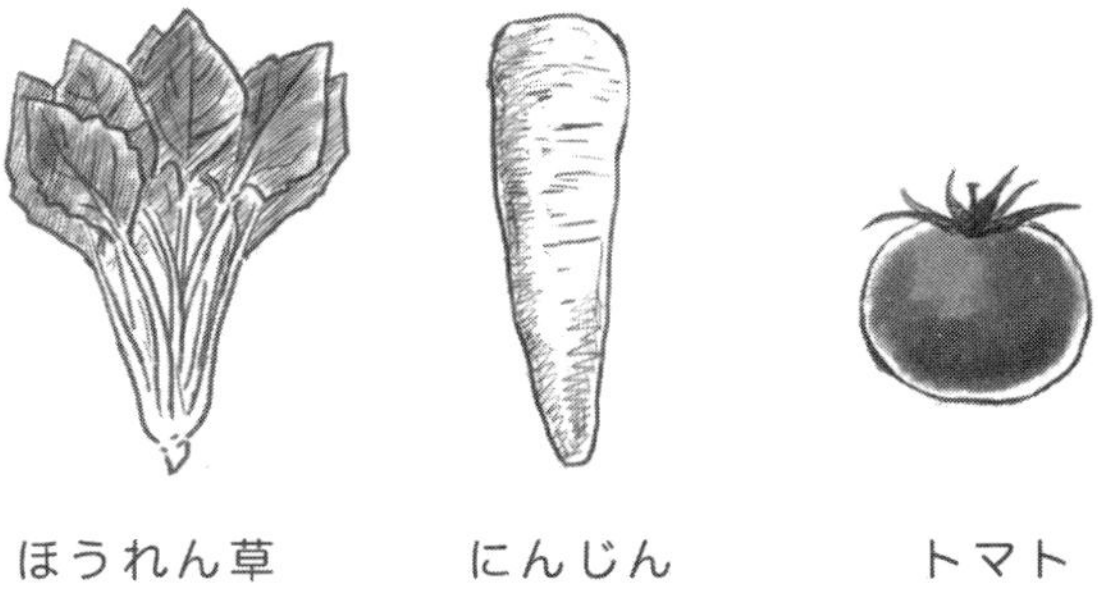

ほうれん草 84%減

にんじん 90%減

トマト 96%減

参考：日本食品標準成分表

私たちが初めて糖鎖という栄養と出会うのはお母さんの初乳です。糖鎖は体の中の全ての細胞の表面にびっしりとついていますが、その数500~10万個（1個の細胞あたり）と言われ、今は世界中で注目を集めている栄養素です。血液型も糖鎖の並びで決まります。

糖鎖の働きは「生命の情報管理役」です。体内に異物が入ってくれば「アンテナ」の役割をし、それを感知したら、免疫細胞である白血球に知らせたり、ホルモンの情報を受け取ったり、酵素を形作る役目をしたりと、体の中で重要な働きをしています。

その糖鎖が現代の食べ物には十分に含まれていないため、私たちの細胞の表面を覆う糖鎖は著しく減少しています。糖鎖は食べ物から摂取する以外は多少肝臓でつくられるのですが、アトピーさんを筆頭に、現代人は肝臓の働きが疲弊しています。

元気な野菜には糖鎖が多く含まれているので、それをいただいて体内の情報が円滑に行われる体づくりに励みたいものです。

糖鎖についてもっと知りたいという方は、『植物ってえらい！植物ってすごい！―植物栄養素で若返る　フィトケミカルのお話』（監修：茅原 紘／小國 親久、ライフサイ

細胞表面を覆う糖鎖

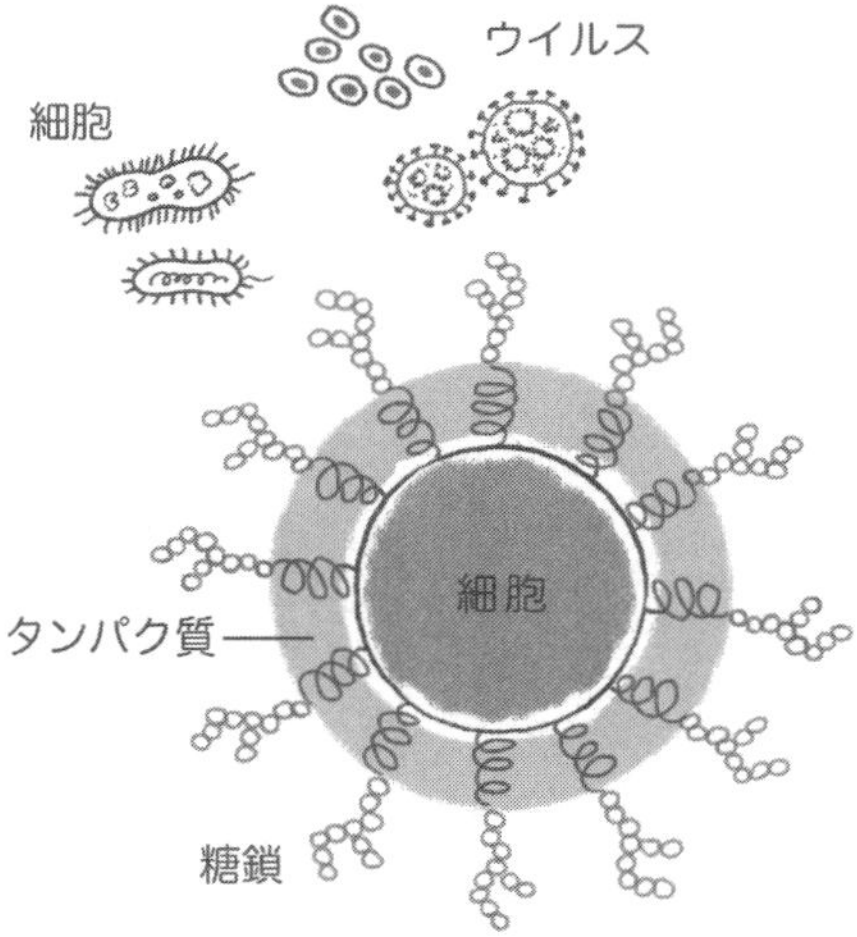

赤血球膜表面の糖鎖

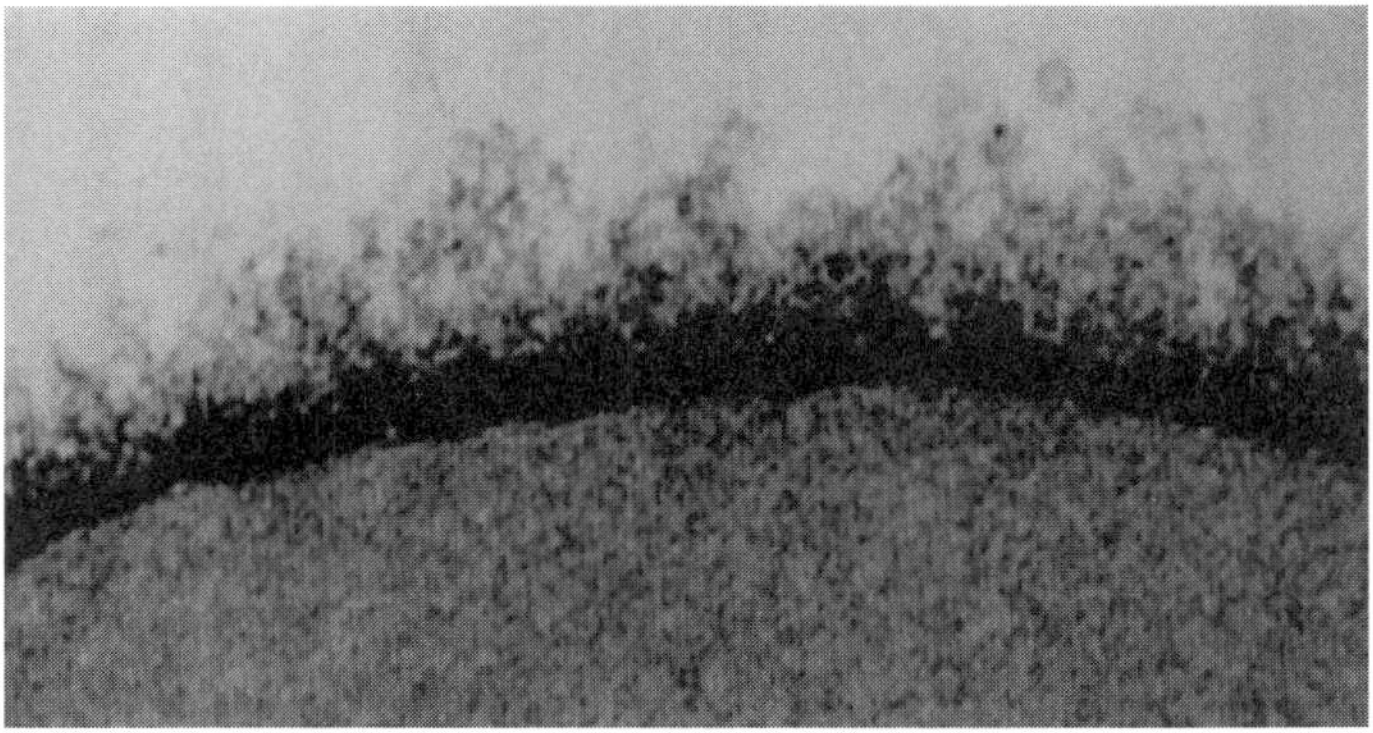

(2012,National Academy of Science.)

血液型別にみる糖鎖の並び

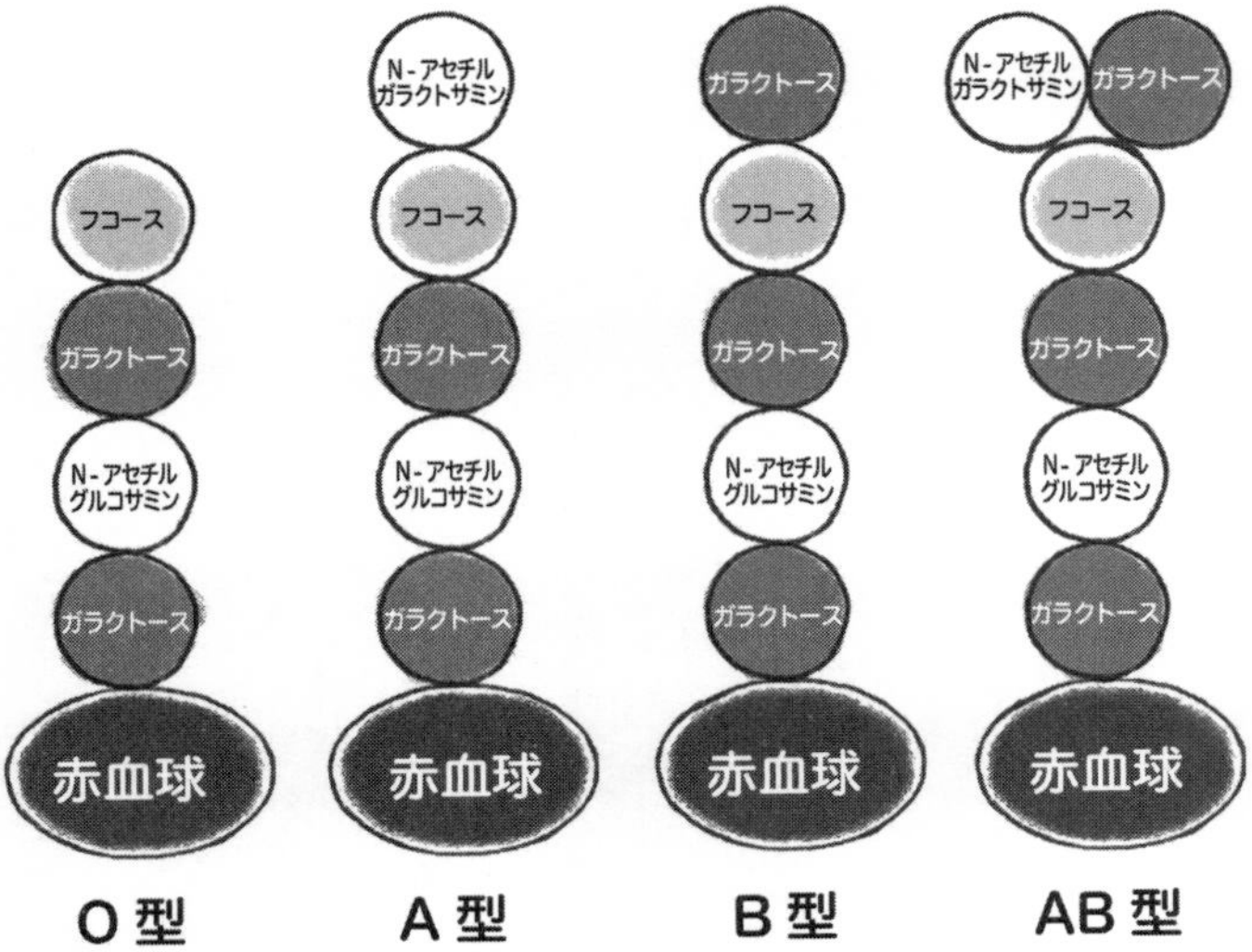

エンス研究所）という本があります。大人から子どもまで読みやすいので参考にしてみてください。

調味料について

食で欠かせない日本人の調味料は「塩・醤油・味噌」ですね。これらは日本の伝統的な調味料ですが、中でも塩の特性を表す戦国時代の逸話があります。

塩は体の塩分補給はもちろん、冷凍技術のない当時は塩漬けにして食料を保存するなど、戦の勝敗を左右するほど米と並んで重要な食材でした。武田信玄の統治する甲斐国は今の山梨県にあたり、海がないため戦中に経済制裁として隣国から塩の輸出を絶たれ、とたんに食糧難へ陥りました。それをフェアプレーではないと感じた信玄の最大のライバルと言われる越後国の名将「上杉謙信」は、甲斐に塩を送り、窮地を救ったと言われています。

また、豊臣秀吉も戦いに行く前の武将へのおにぎりは「塩味を濃い目に」という指示を出して覇気を高めていたそうです。

日本では「塩抜きにされる」という言葉があるくらい、塩は交感神経を活性化する調味料です。私たちの身体に活力を与えてくれるので、精製塩ではなく良質の自然塩をお勧めします。

一方、醤油と味噌はどちらも発酵食品です。「味噌屋の医者いらず」ということわざがあるほど、発酵食品は腸内環境を整えてくれます。現代の安売りスーパーに並ぶ、速醸法で作られた醤油や味噌にはその力はありません。国産の大豆を使い、じっくり一年間樽で発酵させた調味料はお腹の菌を増やしてくれます。

その他のソース・ケチャップ・マヨネーズなどの調味料は、嗜好品としてご使用ください。ちなみにソースは熱を加えずに作られた添加物の入っていないものも販売されていますし、みりんも丁寧に作られているものがあります。

残念ながらそのような体に優しいものは、今の時代では高額になりました。安価なものにはその理由があることを考慮して食品選びをしたいものです。消費者も生産者も健康にさらに意識を向けて、自分や家族の体をいたわり投資をしてあげてください。

良質な油にこだわる

体の中で油の果たす役割は大きく、人間の細胞膜の材料も良質な油からできています。細胞内のミトコンドリアがエネルギーを産生するのですが、ミトコンドリアに送られる栄養は細胞膜を通して行われています。アトピーを改善する時にエネルギーは必須ですが、脂質はエネルギーを生み出す源です。

さらに脂質はホルモンの材料となります。アトピーさんが症状を改善するためには、どうしてもステロイドホルモンの活性化が必須で、その材料となる良質な油が必要です。ご家庭でドレッシングや料理に使用する油は、良質なオリーブ油か亜麻仁油をお勧めします。

自分でドレッシングを作るのが面倒という人は、酸化しづらい発酵ドレッシングを使ってもいいですね。酸化する前にいただけるように小さな容器で販売されているものを選ぶのがコツです。

皮脂が出づらくて乾燥に泣いているアトピーさんの場合、皮脂が出てくるだけで皮膚上の炎症は相当減少します。脂質の働きで見逃せない「抗炎症作用」。体は表裏一体なので、皮膚表面が乾燥していたら、体内も乾燥しています。

こんなに大事な脂質のことを私たちは意外に見落としてきました。理想を言えば、食事の20％は油を摂取していきたいのです。これは頑張って摂取するというほどの量になります。あくまで良質の油にしてください。

良質な油は、「魚介類」と「良質なドレッシング」で摂取することをお勧めします。反対にトランス脂肪酸の摂取は避けてください。ちなみに体内の脂質の理想的な比率をご紹介すると、オメガ6：オメガ3は、4：1です。

脂肪酸の分類と含まれる代表的な食品

不飽和脂肪酸
常温で固まりにくい

飽和脂肪酸
常温で固まりやすい

牛脂、ラード、卵黄、バター
チーズ、ココナッツオイル
肉類の脂身など

（必須脂肪酸）多価不飽和脂肪酸
体内でほとんど合成されない
（外から摂らなければならない）

オメガ6系

リノール酸
紅花油、コーン油
大豆油、ひまわり油
ゴマ油、アーモンド油
ピーナッツ、豆腐など

アラキドン酸
卵黄、レバー
豚バラ肉、鶏もも肉
さば、ぶりなど

オメガ3系

α-リノレン酸
体の中で
EPAやDHAに変換

亜麻仁油、えごま油
ヘンプ油、シソ油など

EPA
まいわし、さんまなど

DHA
まぐろ、さんまなど

一価不飽和脂肪酸
体内で合成できる

オメガ9系

オレイン酸
オリーブ油、
キャノーラ油（菜種油）
米ぬか油、パーム油
など

トランス脂肪酸
自然界にはほぼ存在しない

マーガリン、ショートニング、ファットスプレッド
植物加工油脂など

※マーガリン：油脂含有率が80%以上
※ファットスプレッド：油脂含有率が80%未満
※海外では使用禁止や規制が多くある脂肪酸

※良質な油の摂取法：
①魚介類　②良質なドレッシング　③トランス脂肪酸を避ける
※オメガ6系：過剰に摂取するとアトピーなどの炎症を引き起こしやすくなる

食べる順番も大事

食べ物のことを認識したら、ストレスにならないように程よく取り入れてみてください。現代人にとって食事はコミュニケーションの一つです。

コロナ禍も終わり、世の中はまた活気を取り戻しています。あれが食べられない、これが禁止食と制限をつけたままではお友達との楽しい会話も台無しです。外食した時はうんと楽しめるように、日常の自宅での食事は規則正しくしてみてください。ただし、本当に皮膚が厳しい時は、外食は難しいですね。

食事の時には、食べる順番にも気を配りましょう。唾液を促す梅干しを一番に食べてください。塩分が気になるという方は半分だけでもいいですし、思い浮かべるだけでも唾液を出してくれるのが梅干しの利点です。

次は食物繊維に当たる野菜です。特に酵素の豊富な生野菜をお勧めします。生では冷えるという方はお味噌をつけたり、梅や醤油をベースにしたドレッシングと和えたりして、体を冷やさないようにいただきましょう。ゴボウや長芋など身体を冷やさない根菜も生でいただく工夫をしてみてください。

野菜をいただいたら、次は副菜か魚ですね。かなりお腹が満たされてから主食に進むと、たくさん食べなくて済みます。主食は糖質ですので、たとえ玄米でもたくさんいただくことはお勧めしていません。

お味噌汁は始めか最後です。汁物と固形物を交互に食べていると、よく噛まずに流し込むようになってしまうのでよくありません。

一番の食育は「噛むこと」です。順番に食べることは、噛む習慣づけにもなりますから意識して、毎日の食事をバランスよく楽しみましょう。

はじめはとても難しいことも、続けていけば簡単になります。

ヘレン・ケラー

Part
3

体の手当て「免疫力アップ」

「腸」は免疫の主役

私の隣でガリガリガリガリ、音を立てて何かを食べるひどいアトピーのスタッフがいます。何だろうと思ったら氷なんです。氷がおやつだそうです。のちのち貧血のある人は氷をかむということを知りました。

もう一人の子はきゅうり、もう一人の子はお酒。お客様によく口に入れるものを質問すると、アイス・スイカ・コーヒーが出てきます。

なんとも皆さん体を冷やすものがお好きなのですが、これはアレルギー性の腸炎からくる腸熱が考えられます。私は、アトピーの肉体的原因は免疫力の低下にあると思っています。臓器が丈夫になれば免疫力は上がるので、それほど体を冷やす物を欲しなくなり、選ぶものが少しずつ変わってきます。

アトピーの原因は様々で複雑に絡み合っていますが、生活習慣に関わる事がほとんどです。そう考えると不思議に思うことはありませんか?兄弟姉妹で同じように過ごしてきたのに、私だけがアトピーとか、お友達はいつもお菓子ばっかり食べているのに皮膚がきれいで、我慢している私はアトピーとか。これが免疫力の違いです。

免疫力に一番影響を与えているのは「心」ですが、まずは体の機能で免疫に関わるお話をしていきます。免疫と聞くと「白血球」を一番に思い出される方もいると思いますが、実は**「腸」と「睡眠」と「骨」**も免疫に大きく関係しています。

この中で、腸が7割を占めると考えてよいでしょう。腸には、大腸と小腸があります。食べ物の影響をダイレクトに受ける腸は免疫の主役です。その腸の中は1000種類とも言われる菌だらけです。

菌の種類は大きく3つに分かれ「善玉菌」「悪玉菌」「日和見菌」があります。聞いたことのある方も多いのではないでしょうか。割合は表に示した通りです。

ウンチは健康のバロメータ

アトピーさんの便の検査をすると、それはそれは様々なのですが、驚くことに親子においてはほとんど同じデータが出てきます。食べているものが同じだからでしょうね。

理想的な腸内環境バランス

分類	代表的な菌	作用	理想的な割合
善玉菌	・ビフィズス菌 ・乳酸菌	・ビタミンの合成 ・消化吸収の補助 ・感染防御 ・免疫刺激	2
悪玉菌	・ウェルシュ菌 ・ブドウ球菌 ・大腸菌（有毒株）	・腸内腐敗 ・細菌毒素の産生 ・発ガン物質の産生 ・ガス発生	1
日和見菌	・バクテロイデス ・大腸菌（無毒株） ・連鎖球菌 ・カンジダ	―	7

そして年齢は関係ないと思わされるくらい、小さなお子さんの菌の状態が良くないです。

また、悪玉菌が全くいない人もいます。「悪玉菌」という名称から嫌われるのか、この菌がいないと皆さん喜ばれますが、増えすぎると問題なのであって、悪玉菌には悪玉菌の役割があります。何ごともバランスです。私の経験からすると、悪玉菌のない方は免疫力が弱いように思います。

便秘は大病の元と言われ、美肌の大敵でもありますが、皆さんはどんな頻度で排便がありますか。排泄機能である尿・便・生理（男性は体毛・ひげ・汗）の代わりが皮膚からの溢れ「アトピー」と言いましたが、便秘は大敵です。

理想としては食べた回数の排便があるといいですね。一日3回食べる人は3回、2回食べる人は2回。このようにお伝えすると、かなりの方が「自分は便秘だ」と自覚されます。また回数だけでなく理想の便の状態があります。

□朝出る
□食べた回数出る
□トイレットペーパーがいらないほどストンと出る
□便の色が濃い黄色
□臭くない

これを参考にすると、あなたはどのくらい理想便に近いですか？一番簡単にできる毎日の健康チェックですので、ぜひウンチを流す前に観察する癖をつけてください。

一定期間食事をしないファスティングをたまに取り入れてみるのも、腸のおそうじになって皮膚が早くきれいになる方法の一つです。

大人は自分で便の観察ができますが、小さなお子さんの便の様子はお母さんが見てあげてください。お子さんがお母さんにウンチを見せなくなる年齢にきたら、暗号で示し合わせているお母さんがいました。今日のウンチは「ポロポロ」「ベトベト」「コロコロ」など、お子さんが恥ずかしくない表現を一緒に考えてもいいですね。

腸内環境を健康にしよう

野菜の根は栄養を吸収するところですが、腸も栄養を吸収する臓器です。元気な野菜は元気な根を、元気な人は元気な腸を持っています。腸と根は、すごく似ています。土から採れた元気な野菜を食べることで私たちの腸は元気になる、といっても過言ではありません。

医学の父、ヒポクラテスも「汝の食事を薬とし、汝の薬は食事とせよ」と言っています。悲しいことに栄養価のある野菜が著しく減少している昨今、ヒポクラテスの言葉をそのまま活用することはできませんが、基本の考え方であるのは事実です。

元気な大腸には、腸内細菌が100兆個もいて、このうちビフィズス菌が1兆から

10兆個ほど、乳酸菌は1億～1000億個、大腸内では圧倒的にビフィズス菌が優勢です。反対に酸素が残る小腸には、酸素に弱いビフィズス菌をはじめとする大半の腸内細菌が住むことは難しく、酸素に強い乳酸菌が住み着いています。このように菌がひしめき合うことで、腸は活性化しています。

腸に熱がこもると、便から水分が奪われ便秘になりやすく、また熱を下げるための下痢症状にもなります。便秘と下痢を繰り返す方は要注意です。今もし下痢や便秘があるなら、それは身体が便を通してあなたに腸内を何とかしてほしいと訴えています。

おならが臭かったり、お腹が張るようでしたら、悪玉菌が優勢になっている可能性があります。小麦を摂取した日はお腹が張るという人も多いですが、一週間に一回でもいいので、食事を抜いて腸内を休ませてみてください。

食事を抜くのは無理という人は、「乳酸菌」などのサプリメントで腸内の活性化をお勧めします。腸の働きを良くするために、普段から繊維質の多い食品を食べたり、良く歩いたり、長い時間緊張が続かないような生活を心掛けることが大切です。腸を元気にして「いいウンチ」を毎日生産しましょう。

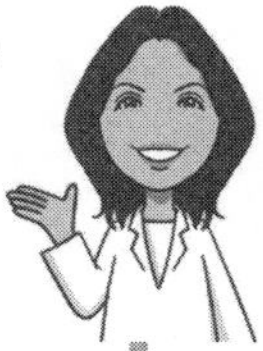

◆Drコメント◆

現代医療が今のように発達するまでは、病になると食養生というのが基本にありました。食養生とは栄養の観点だけではなく、腸内細菌を元気にして腸内フローラを整えるという観点も入っています。体の免疫を司るのは腸が約70％と言われていますが、もっと丁寧にいうと、腸内細菌の数、バランス、活性度です。腸内フローラは体の「場」と考えられるため、一番初めに手をつけなければならないところです。栄養吸収のための腸壁が弱くなっていると、余計なものまで取り込んでしまい、取り込んだ先の毛細血管で炎症が起きてしまいます。それが病気の始まりです。

「睡眠」で免疫力を上げるコツ

次は睡眠についてみていきます。皆さんは一日何時間くらい寝ていますか？アトピーさんからは、お布団に入ると温まることで痒くなり「一晩中眠れませんでした」という声をよく聞きます。

自律神経には交感神経と副交感神経があります。交感神経は主に日中活動しているときに優位になります。副交感神経は夜間リラックスしているときに主に働き、体を回復させたりしてくれますが、これが弱くなってしまうのでしょう。

人間は寝ている時間に新陳代謝するので、眠れないということは改善を遅らせることになります。眠いのに眠れないのですからやっかいですね。

いよいよ眠れない時は、睡眠時間の確保のために酸素を導入することで改善することができます。ご自宅では難しいですが、高圧酸素と圧縮酸素の両方を使っていくと、睡眠時間が不足しても免疫を助けることができます。溶存酸素の高いお水を飲むこともお勧めしています。

睡眠時間は生体のリズムからみると、夜9時に寝るのが理想的と言われています。その理由は、はじめの4時間で体の疲れを取り、更に次の4時間で細胞は新陳代謝するからです。だから8時間の睡眠が必要なのですね。

でも現代人で、夜の9時に床に着ける人はどれくらいいるのでしょう?もしかしたら、まだお仕事中なんて人もいますよね。そんな現実社会の中で私たちは元気になろうとするのですから大変なのです。

「寝る子は育つ」とは、「寝る子は回復する」とも言えます。体質改善中はできる限り睡眠をとってください。たとえ熟睡できなくても、横になっていれば免疫は作られます。

「夜寝られないので昼間寝ていますが、ダメでしょうか?」という質問をいただくことがありますが、状況が許せば良いと思います。でも元気になってきたら、ちょっと頑張って昼間寝ないで、夜に寝るチャレンジをしてみてください。

昼夜取り違えていた人も、皮膚の回復とともに、正常な睡眠時間に戻ってきます。免疫を作る時間は夜ですから、夜に寝られるようにしたいですね。

ちなみに全員アトピー経験者の当店のスタッフは、みんな以前は夜痒くて眠れなかったのに、自然と眠れるようになりました。

あなたは鼻呼吸？口呼吸？

睡眠の質にも大きく影響するのが呼吸です。皆さんはふだん鼻で呼吸していますか？気づいたら口呼吸だったりしませんか？鼻から空気が入るのと、口から入るのとでは体内で起こる現象は大違いです。

喉の奥にある上咽頭という部位をご存じでしょうか。「風邪をひくと喉が痛くなるところ」というとおわかりいただけるでしょうか。ここには咽頭扁桃《いんとうへんとう》（アデノイド）という上気道の免疫を司る器官があります。上咽頭だけの治療で慢性疾患の改善にトライしているクリニックもあります。

私もアトピーを改善する糸口として2回ほど受けたことがありますが、治療がすごく痛かったのを覚えています。ちなみに炎症があると痛いそうです。なので、免疫と深くかかわるこの部位に炎症が起きないようにするにはどうすればよいのか、アトピーの改

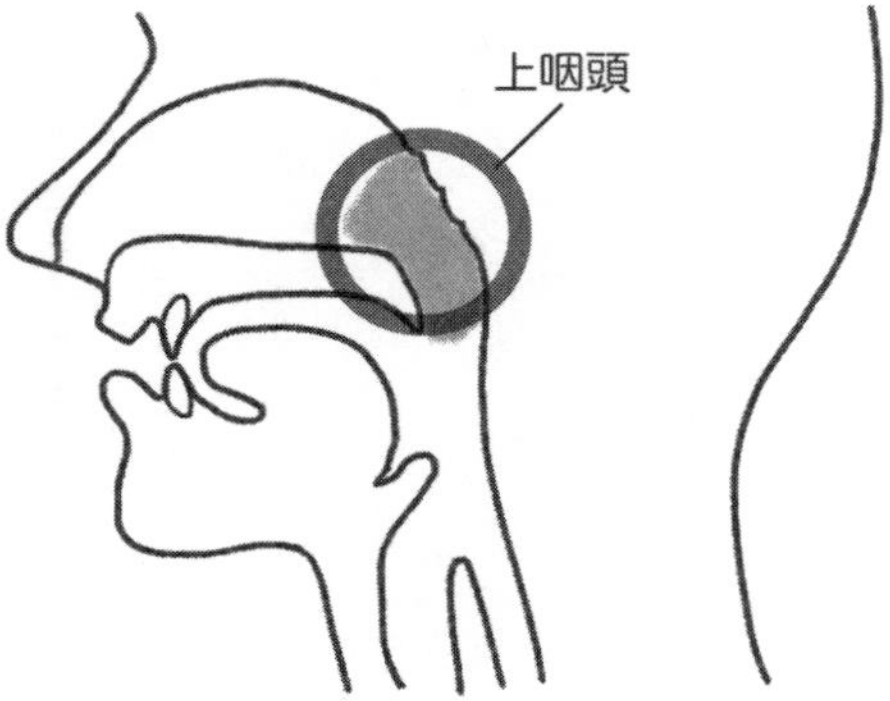

お風呂でカンタン鼻うがい

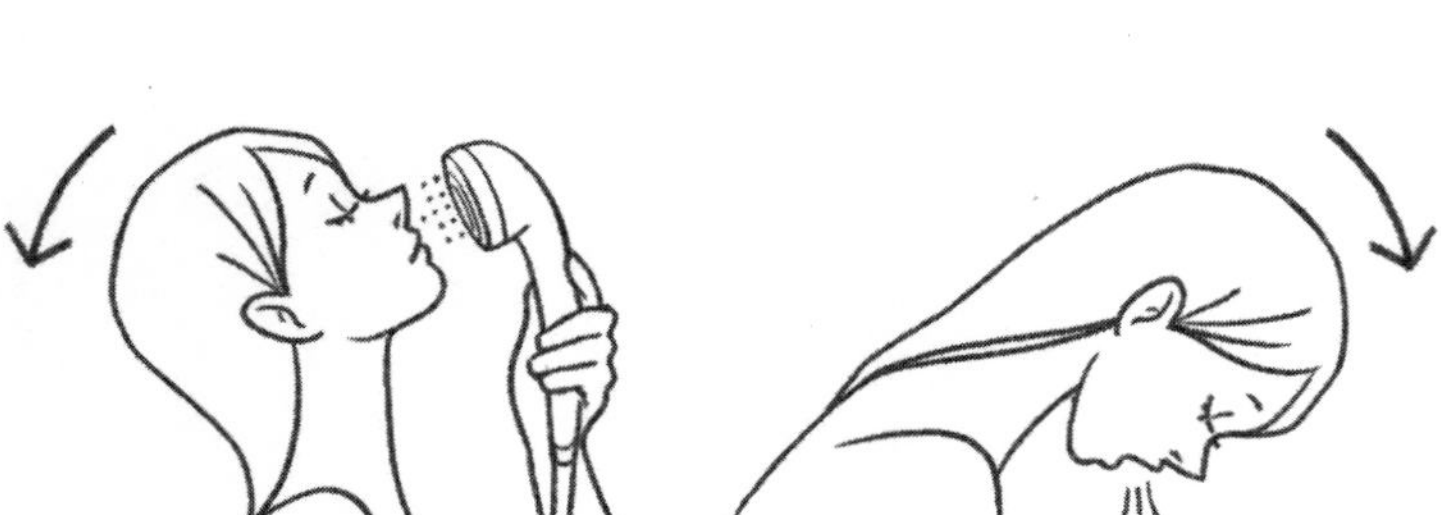

善に必要と考え対応策を考えました。

一つは口呼吸をしないことと、この部位を洗浄することです。聞くと生まれてから一度も洗浄したことがないという方がたくさんいらっしゃいます。

鼻うがいの方法

上咽頭の洗浄方法としては、鼻うがいをお勧めします。鼻うがいの方法はいろいろあるのですが、器具を使うと面倒くさいし、塩水を使うと痛いのでなかなか長続きしません。歯みがきのように毎日の習慣にするためには、簡単である必要があります。

私の場合は、お風呂の中でシャワーを利用して部位を洗っています。塩素を除去できるシャワーヘッドを利用してください。

片方の鼻の穴にぬるま湯で勢いを弱くしたシャワーの水を近づけます。ゆっくりと頭を後ろに傾け、シャワーを片方の鼻の穴に向け近づけます。頭を後ろに傾けると自然に鼻の穴にぬるま湯が入ってきます。そうしたらゆっくり下を向いて、口から「ペッ」と水を吐き出してください。

これを片方3回、次にもう片方3回と、両方の鼻の穴から口へ水を流して上咽頭を洗います。むせないようにするためのポイントは3つ。冷たい水ではなく「**ぬるま湯**」ですること、そして**お水を吸い込まない**こと、鼻の中に入れるのは**少量の水**でいいです。

私もスタッフも20年余り続けています。習慣にしているので、洗えないととても気持ちが悪く感じます。上咽頭をきれいにすると、風邪も引きにくくなりますよ。

口呼吸は免疫を下げるって本当?

口呼吸がなぜ問題なのでしょう。口から喉までの距離は短く、冷たい空気が直接肺に入ってしまいます。鼻から喉までは20㎝ほどの距離があり、鼻を通過している間に空気が体温で温められるのと、鼻毛が空気に含まれている不純物の侵入を防ぐフィルターになってくれます。

免疫の司令部位である上咽頭を保護することになるので、とても重要です。

口呼吸している子どもと、鼻呼吸の子どもの集中力の違いを研究している歯科医の先生もいらっしゃいます。口呼吸の方が酸素の供給量が減り、集中力が低下すると言われ

習慣化したい鼻呼吸

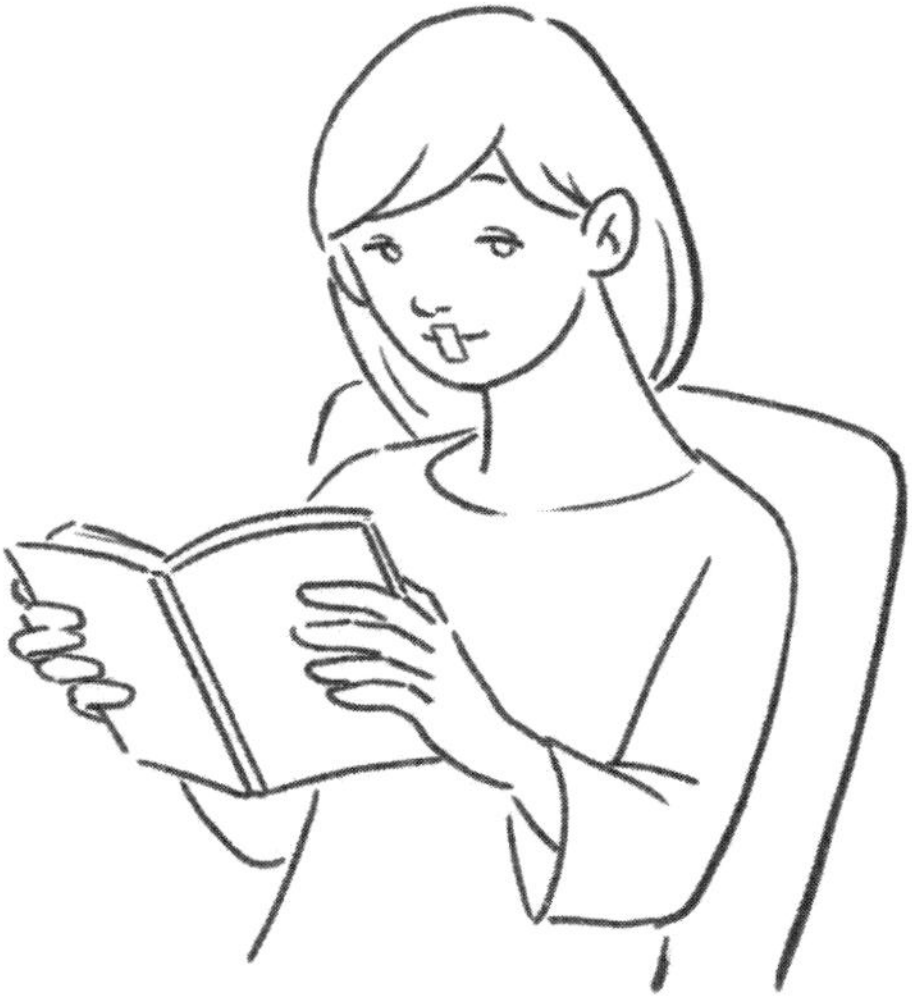

ます。心当たりのある方は、口にテープを貼り、2～3時間ほどテレビを見たり読書をしたりするのを続けていると、徐々に鼻呼吸の習慣がついていきます。

就寝時に貼ると、うなされますのでお勧めしません（笑）。テープの種類は、皮膚に負担の少ない紙テープがよいでしょう。赤ちゃんの場合は、気づいた時にお母さんがそっと手で口を閉じてあげてください。

幼児なら口を閉じて「ブ～ブ～遊び」をするのも良い方法です。実際にそれでお子さんの口呼吸を治されたお母さんもいらっしゃいました。ばかにできない毎日の習慣ですので、ぜひ「鼻うがい」と合わせて「鼻呼吸」も習慣化してみてください。

とっておきの体操「あいうべ」

口呼吸から鼻呼吸に改善していく方法を、もうひとつご紹介します。その前に、ご自分の舌は、どの位置にありますか？口を閉じて探ってみてください。

□上の前歯の後ろ辺りにある
□前歯と喉の中間当たりの上あごについている

□下あごのところにある

□口の中で浮いている

代表的な位置を例にあげましたが、健康な方の舌の位置は、「前歯と喉の中間当たりの上あごについている状態」です。

舌の筋力が弱ると、口元を締める力も弱くなり口呼吸になりやすくなります。誤嚥性肺炎などを引き起こしたりもしますので、常に健康な位置でいられるように意識したいものです。現在は大丈夫という方でも、年齢とともに舌の筋力が下がり位置が変わりますから、普段から鍛えておくといいですね。

では、鼻呼吸に改善するための口を鍛える体操をご紹介しましょう。「あいうべ体操」と言いますが、有名なのでご存じの方も多いのではないかと思います。

「あいうべ体操」は、みらいクリニック院長である内科医の今井一彰先生が考案されました。ポイントは大げさすぎるほど口を大きく開けることです。今井先生は、一日30回を奨励されていますが、継続が大事なので一日5回でもいいと思います。私は入浴中にやっています。

「あいうべ」体操のやり方

1.「あー」と、
口を大きく開く

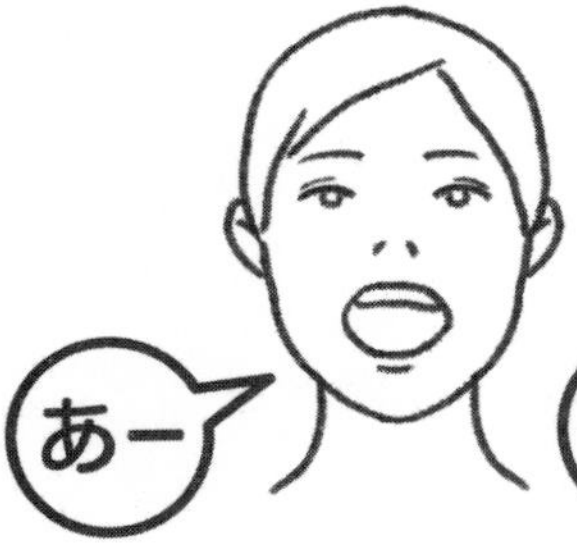

2.「いー」と、
口を大きく横に広げる

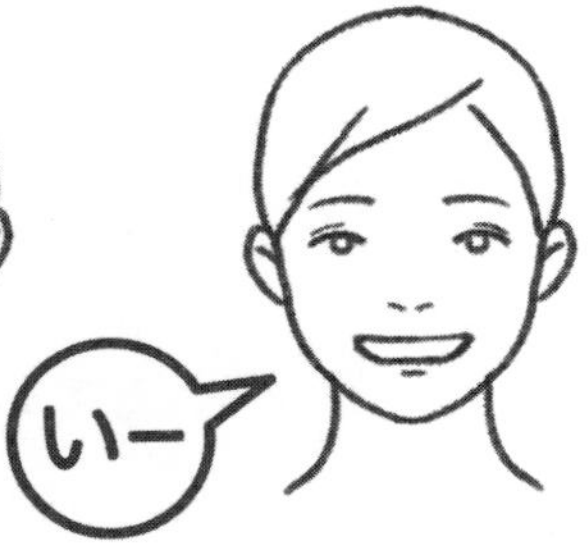

3.「うー」と、
口を前に突き出す

4.「べー」と、
舌を突き出して下に伸ばす

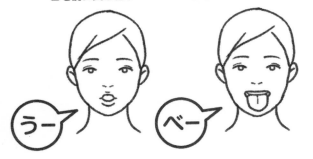

※ 1~ 4 を 1 回として、1 日 30 回を目安に毎日続ける

ポイント
- 口を大きく動かす。
- 1 回を 4 秒ほどかけてゆっくり行う

（参考：口の体操　あいうべ　牧野出版）

コロナ禍のマスク生活で、口元や舌の筋力が弱ってしまった方が多いようです。アトピーは免疫疾患と認識し、毎日鍛錬していきましょう。

「骨」と免疫の重要な関係

アトピー改善に絶対に外せない臓器の一つに「骨」があります。骨は今まで私たちの身体を支える土台、骨格と考えられ、内臓を保護する機能があると言われてきましたが、実は免疫とも深い関係があります。

2001年6月7日、41歳だった私は、ある人に連れられて北海道の整体師の元へしぶしぶ出向きました。「アトピーの人に改善のアドバイスをしているなら、骨の理論を知らないと!」そう言われてのことでした。

そこでは整体師の指示で、医師が来院者のレントゲンを撮っていました。その整体の先生は、私の背骨のレントゲン写真を見るなり「アトピーなのね」とおっしゃいました。

「えっ？治ってます」というようなことを答えたと記憶しているのですが、すでに私の皮膚からアトピーが消えて7年も経っていたので、骨を見ただけでアトピーと言われ、正直戸惑いました。

その時のレントゲンを元にしたカルテにも書かれていますが、整体の先生がおっしゃ

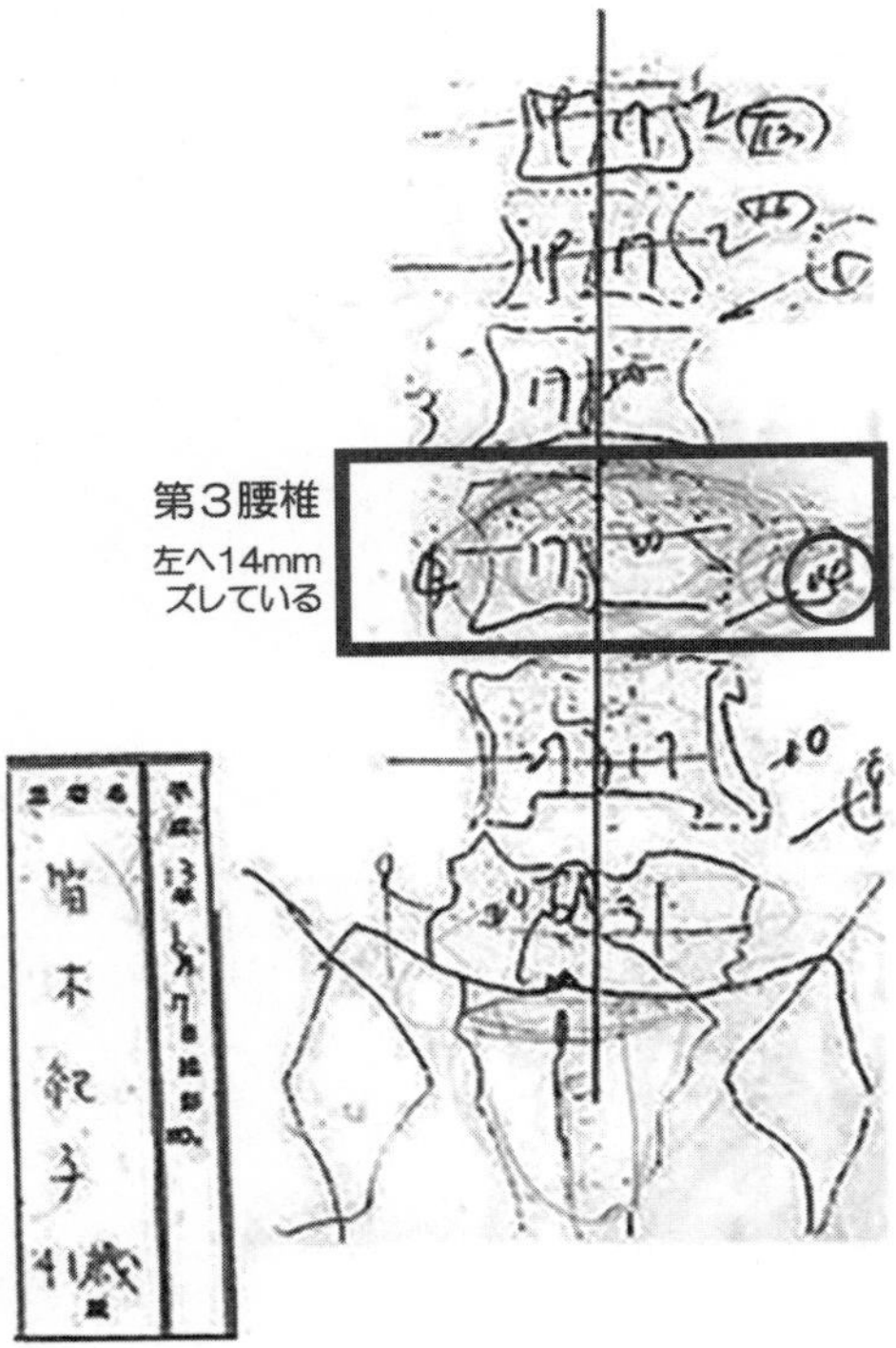

2001年のカルテ

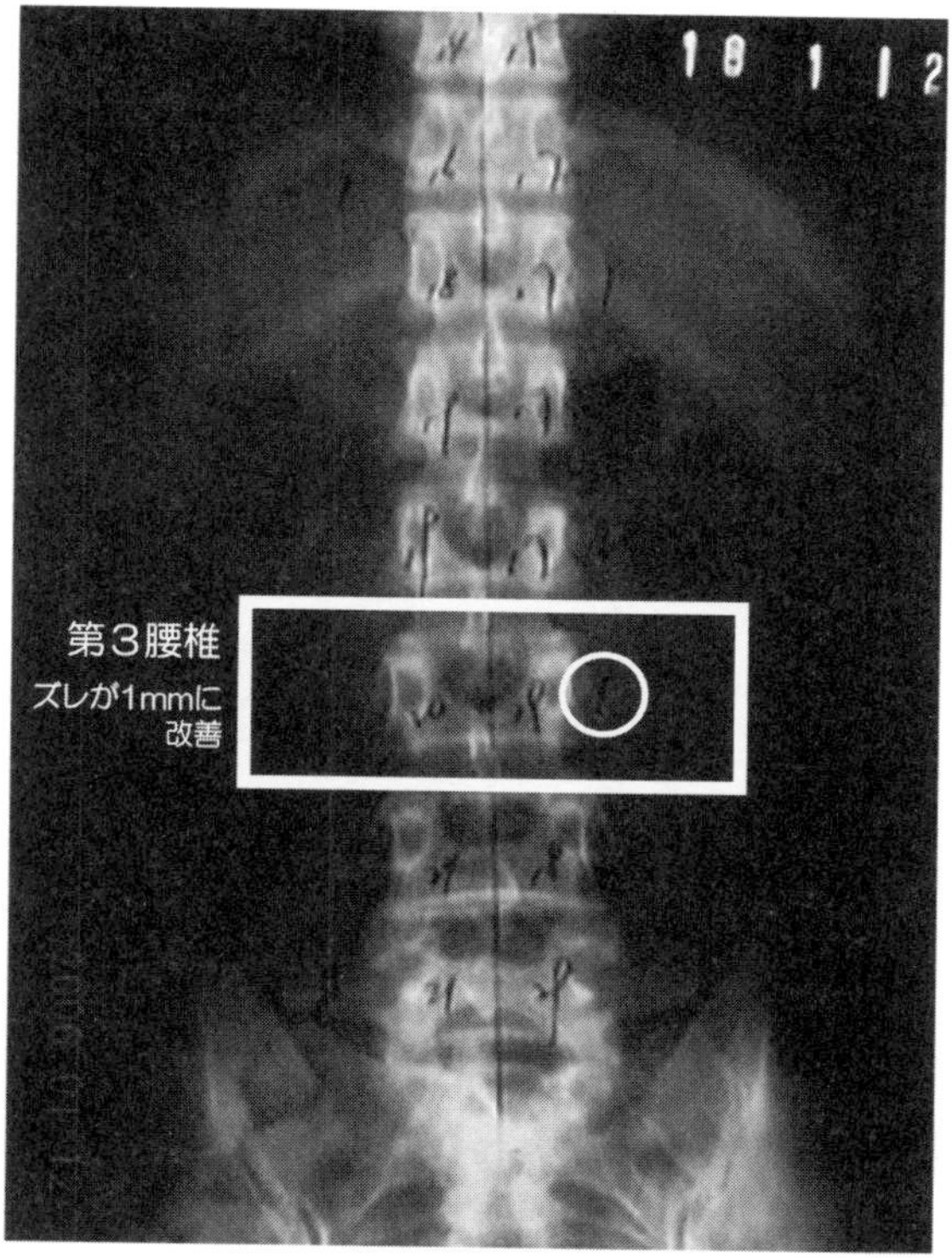

2006年のレントゲン写真

るには、私の骨の問題は「腰椎3番が左に14ミリずれていること」なのだそうです。骨は4ミリまでなら横にずれていてもいいのだけれど、14ミリもずれていると上下の骨にも影響が大きいし、このままではまたアトピーになるというのです。冷たく突き放されたようでした。

せっかく苦労して治したのに、またあの痒みに襲われるのかと思うと、信じたくない気持ちと、何とかしなければという思いになり、必死に骨の勉強を始めました。

これを機に、2ヶ月に1回10名ほどのお客様を「骨ツアー」として、北海道の整体の先生の元へお連れするようになりました。そののち、整体の先生から理論を習得した福岡県大牟田市の整形外科の先生のところへと場所を移したのですが、延べ300名の方々が治りたい一心で北海道や九州へと遠方まで足を運ばれました。

現在は、都内の整形外科で骨の検査をお願いしています。ちなみに私の骨は、2006年1月12日のレントゲン撮影時点で、問題だった腰椎3番のずれが1ミリに改善しました。骨の新陳代謝はゆっくりですので、変化まで7年はみる必要があります。

スタッフのうちの一人は、何をやっても効果の出ない状態を数年過ごしていましたが、

35歳の時にこの検査を受けると骨粗しょう症と診断され、２００８年撮影のレントゲン写真を見ると骨が透けているのが確認できました。

でも「骨の改善」に着手してからは、その後２０１４年のレントゲン写真では骨もしっかりと写っていて骨密度も上がっているのが確認でき、アトピーもみるみるきれいになっていきました。

いくつかのこのような経験を通して骨が免疫に関係していることを実感し、体の手当てとして「骨の改善」も取り入れることにしました。

すぎ山クリニック院長の杉山晃一先生は、私が代表を務める「アトピーくらぶ れのあ」の顧問医師です。アトピーさんの骨の改善のために、いろいろ細かいところまで読影していただいています。杉山先生は、こうおっしゃいます。

「私たちの背骨は24本あります。頸椎が7本・胸椎12本・腰椎5本です。アトピーの人のレントゲンは主に頸椎と腰椎を撮っています。アトピーさんの骨は特徴的で、皆さん共通して腰椎5番があまりはっきり見えませんし、首はストレートネックかさらに逆ぞりしている方もいらっしゃいます。また、骨とは直接的には関係ないですが、腰椎の

骨と密接な関わりのある臓器と病

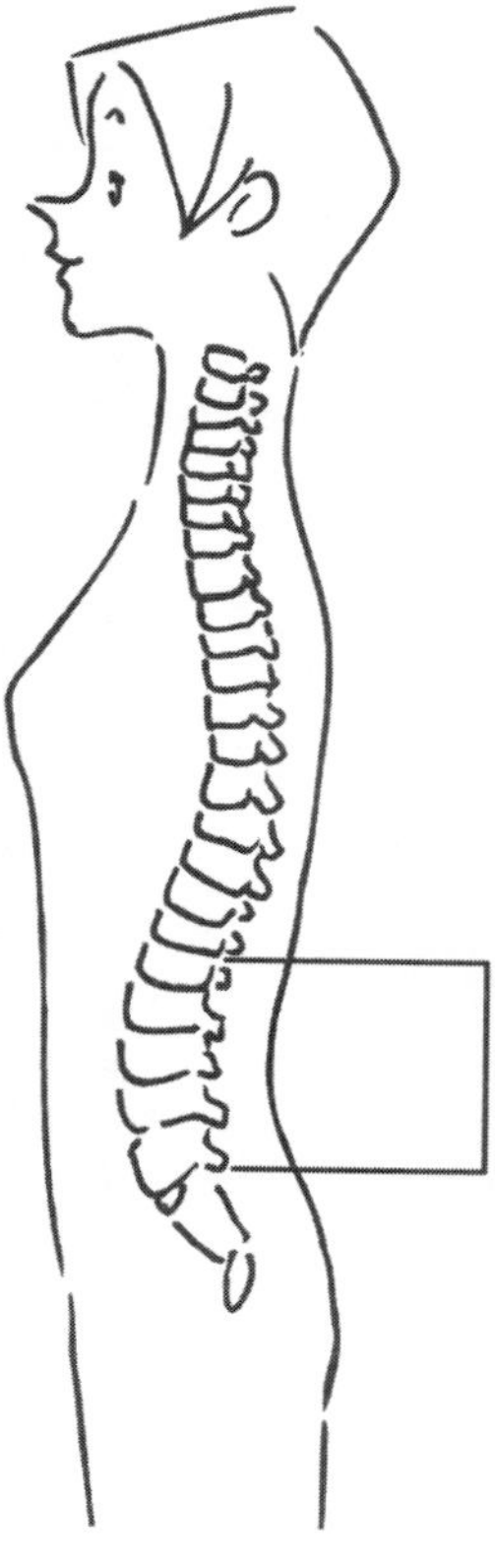

第1腰椎
小腸・胃腸・皮膚炎

第2腰椎
大腸・便秘・不妊症・腰痛

第3腰椎
子宮・卵巣疾患

第4腰椎
子宮・月経異常

第5腰椎
膀胱・痔・座骨神経痛

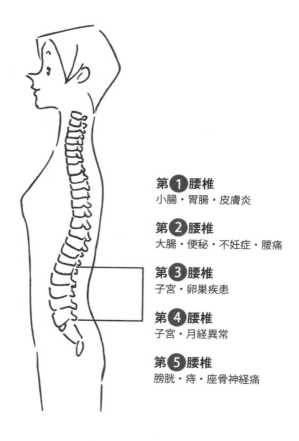

レントゲンには腸管内のガスや糞便が目立つものが多く、腸内環境の乱れが考えられます」とのこと。

骨の中でも腰椎はとても大事で、5つの腰椎のすべてが「尿」「便」「生理」の三大排泄と密接に関わっています。成人性アトピーの人は腰椎にトラブルがあることが多いようです。

骨の働き

2015年に東京大学の高柳広教授が「日本骨免疫学会」を立ち上げ、どうやら骨は骨格という役割だけではなかったと発表されました。

私がアトピーと骨の関係を伝え始めたころは、なかなか信用してもらえなかったのですが、高柳先生の記事が日経新聞で掲載されてからは、ぐんと話がしやすくなりました。

整形外科医師だった高柳先生は、自己免疫疾患である関節リウマチの研究から免疫系による骨代謝制御に取り組み「骨免疫学」分野を開拓された第一人者です。

「日経サイエンス（https://www.nikkei-science.com/?p=14384）」から引用し、骨

の働き、骨と免疫の関係についてご紹介します。

●きょうの日経サイエンス　2011年1月24日「骨と免疫のふか〜い関係」より抜粋

高柳先生は、骨と免疫系がお互いに深く関係していることを分子レベルで明らかにした方。

骨といえば、身体を機械的に支える硬い組織。歯とともに、身体中で一番、形の定まっている組織ともいえるでしょう。一方、免疫はというと、身体を巡回する細胞たちが担っています。機能はあっても形はない。この2つは、まったく別々に研究が進んできました。

ところが、とある整形外科の臨床医は患者さんを診ていて気がつきます。ある自己免疫疾患の患者さんは骨にも異常があります。骨の形成にトラブルが生じる先天的のある難病では、患者さんは免疫不全になります。骨を治さないと、患者さんを救えません。

研究についてもっと詳しく知りたい方は、国立開発研究法人 科学技術振興機構のサイトで、2012年の高柳先生の記事が閲覧できますのでご覧ください。

戦略的創造研究推進事業ERATO　高柳オステオネットワークプロジェクト

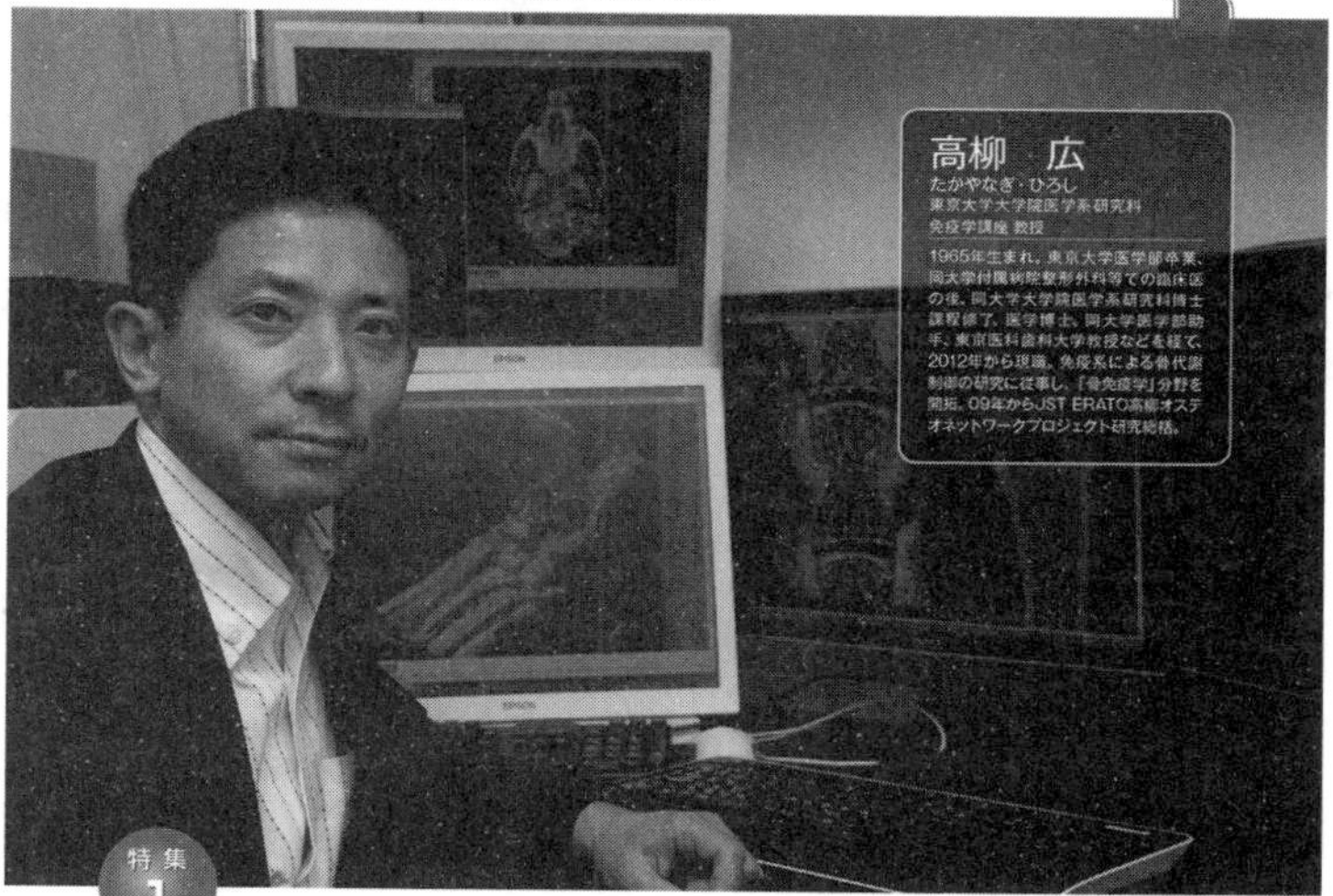

高柳　広
たかやなぎ・ひろし
東京大学大学院医学系研究科
免疫学講座 教授

1965年生まれ。東京大学医学部卒業、同大学付属病院整形外科等での臨床医の後、同大学大学院医学系研究科博士課程修了。医学博士。同大学医学部助手、東京医科歯科大学教授などを経て、2012年から現職。免疫系による骨代謝制御の研究に従事し、「骨免疫学」分野を開拓。09年からJST ERATO高柳オステオネットワークプロジェクト研究総括。

特集 1

骨を中心とした全身の制御メカニズムを解明する

骨と免疫の新しい夜明け

「骨」と「免疫」、別々の機構で制御されているような印象を受ける体の大切な機能が、実は密接な関係を持っている——この10年で切り開かれた「骨免疫学」分野の研究により、骨と全身のかかわりが明かされ始めた。

骨は破壊と形成を繰り返す、代謝が活発な組織

「骨」は体を支える、柱の役割をしている。体の成長と共に骨も大きく、強くなり、骨折しても再生する。普段あまり意識することはないかもしれないが、骨は活発な新陳代謝を繰り返して、約10年から20年で新しく生まれ変わる組織なのだ。そして、このバランスが崩れることで、骨粗鬆症《こつそしょうしょう》や関節リウマチなどの骨の疾患が起こる。

骨の代謝で起こる破壊と形成のプロセスは「骨リモデリング」と呼ばれる。まず骨の表面にある破骨細胞が古くなった骨を溶かし（骨吸収）、その後に骨の表面の骨芽細胞が溶けた部位に新しい骨をつくる（骨形成）。つまり、健康な状態で骨が新陳代謝をするには、破骨細胞と骨芽細胞がバランスよく働くことが必要だ。

「これまでにも破骨細胞を抑制する因子、骨芽細胞を促進する因子はいくつか発見されています。ただ、一つの因子で両方を制御しているものは、これまで見つかっていませんでした」と話すのは、「骨免疫学」という新しい研究分野の世界的なトップランナー、東京大学大学院医学系研究科教授の高柳広さん。骨芽細胞を活性化し、かつ破骨細胞の働きを抑制するという二つの働きを兼ね備えるタンパク質の存在を突き止めた。

一つで二通りの働きをする因子を発見

もともと人体は、骨吸収に応じた量の骨を形成する「骨吸収と骨形成の共役（カップリング）機構」という制御メカニズムを持っ

JSTnews June 2012 | 3

参考：国立開発研究法人 科学技術振興機構の JSTnews 2012-6 月号
https://www.jst.go.jp/pr/jst-news/backnumber/2012/201206/pdf/2012_06_p03.pdf

骨が免疫系のような制御系統と密接に結びつくことが、日々明らかになっています。2006年あたりから、骨が生産する物質が他臓器を制御している証拠もどんどん発見されています。私も今後の骨免疫学の研究の発展を楽しみにしています。

牛乳では丈夫な骨をつくれない!?

スカスカの骨は、スカスカのままでは整体をしてもすぐに戻ってしまいます。良質なカルシウムやケイ素など、骨の材料になる栄養をたっぷり摂取する必要があります。

私の両親は二人とも背が低く、それが劣等感だったそうで、せめて子どもには大きく育ってほしいと、私と妹に毎日一人2本ずつ牛乳を飲ませてくれていました。

でもクラスではいつも二人とも一番のおチビ。結局、私は149cm、妹は145cmまでしか伸びませんでした。牛乳を飲めば背が伸びると、本当に思っていた時代があったのです。

戦後の日本は、アメリカに追いつけ追い越せというムードがあちらこちらで見られ、テレビドラマでは、冷蔵庫の中にいつも卵と牛乳があり、健康のためにこぞって牛乳を飲みました。

日本はそもそも火山国なのでカルシウムが少ない土壌なのですが、小松菜やひじき、木綿豆腐やサクラエビ、イワシの丸干しなどからカルシウムを上手に摂取していました。でも、それまで育んできた日本人らしい食文化はＧＨＱにより破壊され、戦後の栄養学の影響で、「カルシウムは牛乳で摂取」することが当然のようになりました。一番の悲劇は学校給食に牛乳が登場したことかもしれません。

牛乳の成分を調べると、栄養価が高く素晴らしい食材として評価できます。でも残念ながら日本人の腸では分解できず、逆に負担になってしまいますから、この牛乳信仰は日本人の骨が徐々に弱くなっていった一因ではないかと思っています。

今一度、日本人に合った良質なカルシウム摂取の方法を見出す必要があるのではないでしょうか。

私はアトピーに限らず多くの重篤な病気は、免疫の観点から、骨と関係があると考えています。ですから良質なカルシウムを摂取し、それらを十分にいきわたらせるための血中酸素濃度にも注意を払い、骨の改善を促進する対応をしています。

2010年には、倉敷芸術科大学生命科学部とKKレノア（アトピーくらぶ れのあ）で「アトピー性皮膚炎患者に対する体質改善の試み ―定期的な軽運動負荷が与える影響―」という論文を発表しました。

その内容は、「歩くことで骨の代謝が促進され、骨密度が上昇。定期的な運動が、病気やストレスに対する免疫力や抵抗力である、防衛体力を向上させることがわかった。また、運動することで、血流や新陳代謝が促進され、炎症が沈下した」というものです。

ぜひ日々の生活の中で、歩いたりジャンプしたりと、適度な運動で骨に負荷をかけて骨の健康も意識してみてくださいね。

お日様は骨のミカタ

どんなにカルシウムを摂取しても、体内にビタミンDがないとカルシウムは吸収されません。そのビタミンDはお日様に当たることで作られます。

私が血液検査項目にビタミンDを加えてほしいとお願いすると、たいていのお医者さんは不思議がります。アトピー改善には、どうしても骨の強化が必要なので、できる限り見える化したいのです。実際ほとんどの方がビタミンD不足です。

特に女性には、閉経とともに骨粗しょう症が進みやすいので、よくお日様に当たっていただきたいです。でも夏の炎天下でもないのに日傘をさしたり、紫外線防止剤（日焼け止め）を塗ったりと、皆さん「シミになりたくない」からとお日様に当たるのを避ける方が多いですよね。

私の趣味は50歳までダイビングでした。年に数回、石垣島を訪れては炎天下の太陽のもと、海に潜っていました。その間、日焼け止めを使ったことはないし、自然にまかせて焼いていました。今でも私の皮膚に大きなシミはありません。私の真似をするようにと言いたいわけではなく、ただ問いかけたいのです。「本当に日焼けがシミを作るの？」と。私たちは太陽光がなければ、１秒たりとも生きられないのに、なぜ太陽の光を悪者のように扱うのでしょう。

第一次産業が盛んだった昭和の時代にＵＶ産業はなく、人々は今よりずっと外にいました。たしかにオゾン層の破壊など環境破壊が進む今は、過度の紫外線を浴びないようにすることは、気をつけるべきことの一つです。

それにしても、現代人は陽に当たらなすぎます。そのことによって健康を害していることに、目を向けてもいい頃だと思うのです。

うちの息子の趣味は釣りで、週2回のお休みは、ほとんど海の上で過ごします。釣り仲間も、漁師の知り合いもたくさんいます。みんな日傘もささなければ、紫外線防止剤も塗っていません。日焼けをして一年中真っ黒です。でも、彼らが皮膚がんになったなんて聞いたことがないし、女性が気にするようなシミもありません。

もちろん、60歳、70歳と年を重ねていけば、老人性のシミは多少できている人もいます。でも、それは長く生きている証拠、当然の老化現象だと思うのです。

ほんの短時間、洗濯物を干すときにも紫外線防止剤を塗ったり、外出時はUV防止加工の施された手袋や洋服や大きなつばの帽子を着用したり日傘をさしたりして、紫外線対策バッチリのあなたのお顔に、本当にシミはありませんか?あなたの対策、逆効果かもしれません。

実は、過剰な紫外線対策は新陳代謝の妨げになります。その影響で新陳代謝しない皮膚が、老化現象によってシミやシワの元になるのです。適度にお日様に当たらないとビタミンDが不足してカルシウムが吸収されず、骨がもろくなり免疫力が落ちます。免疫が落ちれば、当然皮膚も代謝が下がって汚れます。

私がここでお伝えしたいことは、「お肌にシミやシワができる原因は、お日様だけが犯人ではありません。あなたの食生活、生活習慣やスキンケアの方法に問題はありませんか？」という問いかけです。

シミやシワの原因の大半を紫外線としてきた世間の常識を疑ってみることや、検証してみることも必要ではないでしょうか。

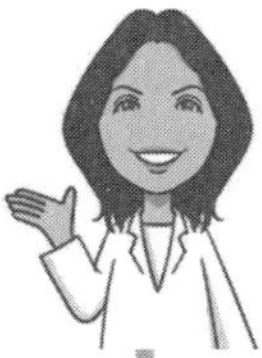

◆Drコメント◆

心身は全て繋がっています。一つの臓器が一つの役割をしているという考えは、心身二元論という現代医学の見方です。「免疫」という概念が、体の恒常性を保とうとする力ならば、すべての臓器が免疫に関わっています。中でも骨は全身にある臓器のため、免疫に重要な役割を果たしています。「骨免疫学」という新しい分野で研究が進んでおり、骨の細胞は重力や運動の刺激を受け取って「骨作り」と「免疫細胞の産生」を促し、骨量の急激な減少は免疫機能の低下に繋がると言われています。

体にいいことイロイロ豆知識

アトピーさんこそ日光浴

アトピーさんの骨はスカスカというお話はしました。骨を強化するための一つにお日様に当たることがありますが、皮膚にとっても日光浴はとてもよい手当てになります。海水浴もできればさらに最高です。

息子は1歳の時、足の親指の付け根が切れる「亀裂性湿疹」になり、ステロイド治療をしました。保育園から小学校の低学年では、よく中耳炎になりました。中耳炎が落ちついたと思った矢先、小学4年生のときに、脇の下から浸出液が出るというアトピーになりましたが、中耳炎のときから体質改善をはじめていたので、アトピーもその延長線上で改善することができました。その改善に大きくつながったのが海水浴でした。

夏に石垣島へ家族旅行に行ったのですが、海で遊んだ日は、息子はまったく掻かずに眠るのです。不思議に思っていた矢先、京都出身で石垣島に移住したという船長さんと知り合いになり、彼のご子息二人も、海に入るようになってからやはりアトピーが消えたと聞きました。さらに帰りの飛行機で週刊誌を読んでいたら、「昭和薬科大学がアトピーの子どもと沖縄の海で合宿」という記事が載っていたのです。

こんな偶然ってあるのですね。私の性分である好奇心も大いに手伝い、我が家の旅行は海と決め、それ以来何度も海を訪れました。すると、なんと息子のアトピーが治ってしまったのです。今の彼の皮膚を見て、昔アトピーだったとは誰も想像できないことでしょう。

近頃は海辺に住んで足しげく海に通っているのに、ひどいアトピーの方もいらっしゃいます。アトピーの手当ては、やはり単一では難しいので、骨や腸を丈夫にする手当てなども加えるとよいですね。

さて、なぜ日光浴と海水浴をするのがアトピーさんにいいのか、気になりますよね。アトピーのかゆみが強烈なところと赤みが深いところの皮膚の下に、お水がたくさん溜まっているのはご存じでしょうか。

道路に水たまりができたら、お日様が温めてくれることで、その水たまりを浅くしてくれます。これと同じ原理で、日光浴をすることで、皮膚の下のお水を体内から取り除くのです。そして体が熱くなったら、クールダウンのために海水浴。これを繰り返すと、皮膚の下の水たまりが浅くなり、赤みや痒みが楽になります。

くれぐれも焼きすぎには注意してくださいね。特にアトピーが出ていない箇所を焼くとやけどしますので、その部分は衣服で覆って焼かないようにしてください。

また、朝に日光を浴びるのもお勧めです。日光を浴びると幸せホルモンと言われるセロトニンが分泌されます。心が忙しくなりやすいアトピーさんは、日光を浴びて少しでも緩和されるといいですね。

さらに、セロトニンはメラトニンと言う睡眠ホルモンに変化するので、良い眠りにも導いてくれたり、抗酸化作用によって細胞の新陳代謝を促し、疲れを取ってくれたりする効果などがあると言われています。

一酸化窒素で血管と腸壁を丈夫に

私たちの体の中は毛細血管が地球2周半分も張り巡らされています。血液の通り道である血管がボロボロでは、良い栄養を摂取しても、きちんと必要なところに届けてあげることができません。腸壁も同じです。特にアトピーさんは冷え性、低体温の方が多く、血管の強度が大いに心配されます。

そこで、血管を丈夫にする方法を一つ、ご紹介しておきます。それは、体内でNOをつくることです。NOとは一酸化窒素のことで、体内の内皮細胞から産生されます。特に血流が加速される時に産生され、血管を柔らかくし拡張する物質です。

例えば、冬の寒い外にホースを長い時間出しておくと、硬くなりますね。長い期間、薬漬けだった方、冷えがきつい方の血管は、このホースと同じ様に、硬くゴワゴワになっている可能性が高いので、これを解消するための運動をお勧めしています。

1998年にノーベル医学・生理学賞を受賞したルイス・J・イグナロ博士は、20分のウォーキングでNOの数値が改善したと研究報告をしています。一般的には1日4000歩以上、時間にすると30分以上歩くのが健康にいいと言われていますが、NO

においてはたった20分で効果があるということですから、できることからやっていけたらいいですね。

なかなか外に出る機会がないという方は、平らな床でデスクなどにつかまり、膝をまげずにかかとを上げてつま先立ちになります。かかとをおろしたら、今度はつま先をあげ、これを繰り返すこと2分を1日に4回ほど行った結果、NOの数値が上がったという研究結果も出ています。

デスクワークが続く日、ウォーキングに出られない日など、ぜひ日課にするといいですね。

体を温めよう

先ほどお伝えしたように、アトピーさんは冷え性、低体温の方が多いので、免疫を上げるために、体を温めることはとても大事なことです。温まる、陽の性質の食物をいただくことや直接体を温めるなど、方法はいろいろあります。

一番効果的なのは、体の芯である骨を温めることです。れのあでは、基本60度で骨を

かかと上げ下ろし体操

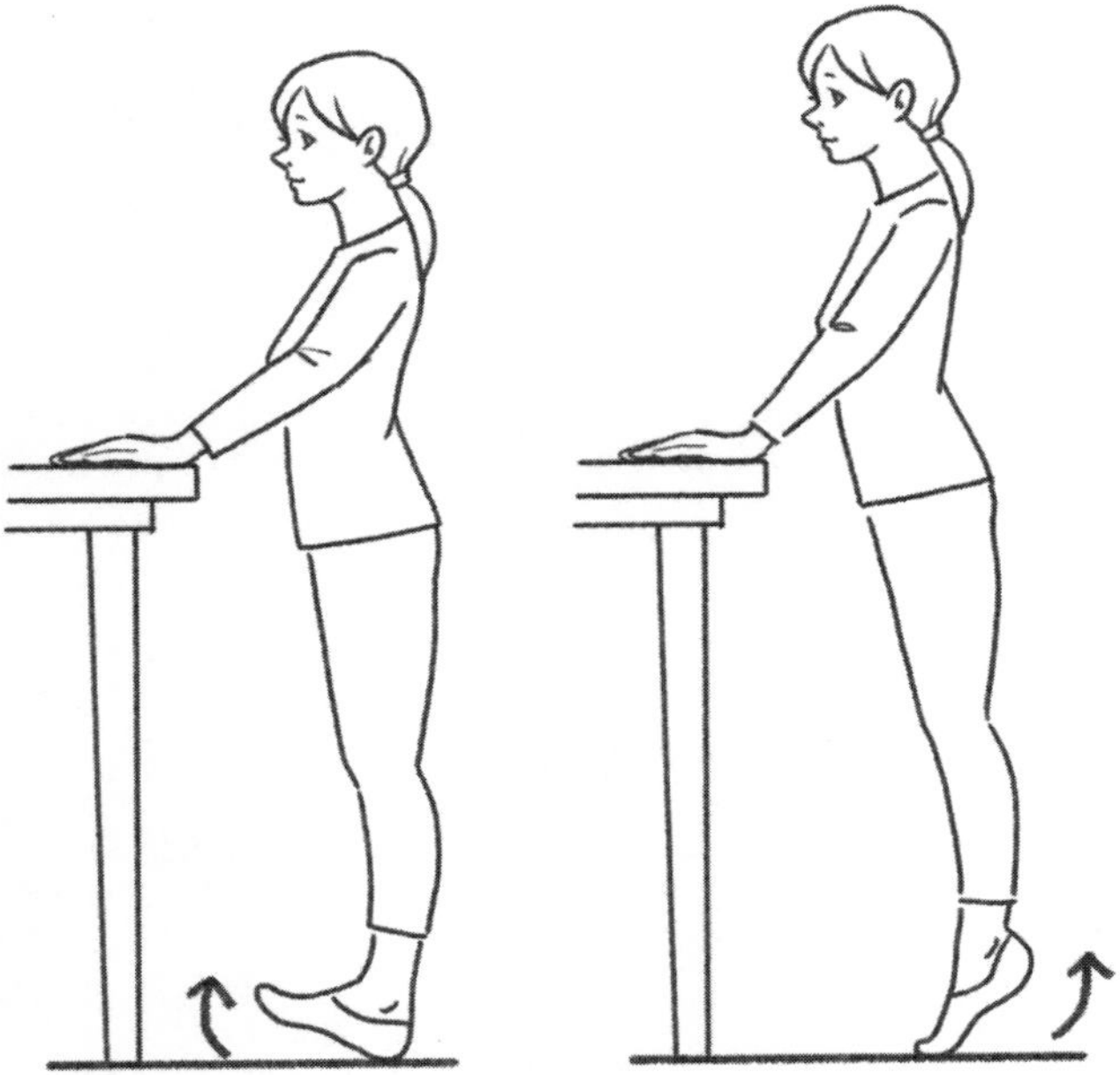

温めることができる専用の機械があります。ご自宅では難しいので、まずは生活の中で手軽にできることから冷えを緩和できたらいいと思います。

適切な箇所を温めること、冷やさないことが大事です。そうしたあたりまえのことが、習慣づけとなると意外に難しいものです。

首、手首、足首、脇の下、股関節、お腹、腰の7か所が基本です。特にお腹は臓器が集まるところですし、腰は副交感神経の中心部なのでとても大事です。ただ温かい服を着るだけではなく、必要な箇所を温められるように、腹巻きやストール、靴下などで工夫して普段から温めることを意識してみてください。

そして、やはりお風呂に浸かるのがお勧めです。日本人は昔から入浴の習慣があり、侍は刀傷を湯治で癒していたといいます。近頃はシャワーだけで済ませる方も増えましたね。

アトピーさんにおいては、入浴後痒みが増して辛いという方もおられますが、ぬるめの湯にゆっくり浸かることでその現象は少なくなるようです。試してみてください。

私は、苦手なことと組み合わせて入浴の習慣づけに成功しました。その苦手なこととは本を読むことです。仕事柄、参考書や専門書を読む機会が多いのですが、全部読み切れなかったり、本を買ったことで満足してしまったりしているのが現状でした。

そんな時、スタッフが漫画本を貸してくれました。これがとってもおもしろくてお風呂で読むようになり、次々に読破していき、気づいたら湯船に浸っている事が楽しくなっていました。でも漫画本ですから、のめり込みすぎて日常生活に支障が出ないよう、お風呂の中だけで読むことに決めました。

するとそれまで私の入浴はカラスの行水だったのに、念願の長湯もできるようになって体も温まり、漫画以外の本も読めるようになって一石二鳥です。

塩やマグネシウムや大根の干葉《ひば》など自然素材の入浴剤を使うと、さらに温まることができますよ。水素風呂もお勧めです。

ぜひ楽しみながら、温活にトライしてみてください。

皮膚と保湿

昨今、様々な情報が飛び交う世の中ですが、アトピーさんのスキンケアの情報も実に様々です。保湿の重要性を語るものがあると思いきや、脱保湿など真逆のことを語るものもあり、何を基準に判断したらよいのか悩みますよね。皆さんはどうされていますか？

そもそも皮膚とはどんな働きをしているのかを知れば、何を選択すべきかが見えてきます。皮膚は全身を覆う大切な臓器です。ただの皮ではありませんから、丁寧に扱ってあげてください。その面積は大人で約1．6㎡（畳1畳分）と言われています。

また、人間最大の免疫器官としての役割もあります。細菌や真菌、ウイルスや紫外線などから身体を守るバリアが免疫として働いています。

その皮膚の中の角質層という最外層は、ある程度の水分を保有しています。これが潤いですね。この潤いが免疫の一部となるわけですが、アトピーさんは年中その潤いが枯渇しています。では、なぜ皮膚に潤いが必要なのでしょうか。

その昔、生物は海から上がってきました。海の中は海水という水分に囲まれていましたが、陸に上がった生物は体に水分を保持する場所をつくりました。

目には涙、鼻には鼻水、口の中は唾液、それと同じように皮膚には角質層に水分を保持する機能をつくりました。目が乾燥すると目の病気になりやすくなります。また目に異物が入ると涙があふれて流してくれます。

健康な人の鼻水は毎日1リットルほど作られ、乾燥した空気に湿り気を与え、鼻の粘膜の乾燥を防いでいます。口の中も乾燥すると雑菌だらけになりますから、唾液の出ない夜に雑菌は増えます。朝起きたらすぐにうがいをして雑菌を吐き出してくださいね。

こうやって陸に上がった生物は自分の中に水分を保持する部位を作り、体内を敵から守りました。

これらと同じように、皮膚も乾燥させてはならない部位なのです。ステロイドを使った人は汗腺も皮脂腺も委縮し、皮膚表面は潤いどころかバリバリの乾燥状態です。この状態を放置することは、堀も石垣もない無防備な状態のお城で戦いをしていることになります。鉄砲玉が簡単に本丸に飛んできてしまいます。

皮膚の潤いは体内を守る免疫ですから、雑菌が入らないよう、自分の潤いが戻るまではまめにスキンケアをしてあげてください。塗っても塗っても乾燥する場合は、それほど薬に依存し、自分の組織の力を低迷させてきたと認識し、しばらくは辛抱です。

間違っても「脱保湿」はしないでください。脱保湿をしてもいい方は、重度のアトピーの方ではありません。皮脂量の多い男性や過度な保湿をしすぎた方などです。

私は脱保湿を長年頑張ってきた方の皮膚に触らせてもらうと涙が出ます。どうしてこんなになる前に気づいてくれなかったのかと思うのです。

スキンケア商品は、皮膚のpHと同じ5．6~6で仕上げられているものが安心です。洗浄力の強いものは厳禁なので、汚れを落とす材料に注意を払ってください。入浴に石鹸を使う必要もありません。

アトピーの方の皮膚は毎日変化するので、その変化に対応したスキンケアをしてあげましょう。

他にもいろいろと体のケアで意識したらいいと思うことはありますが、神経質になることはありません。人間は自然の中で生まれ、本来すべきことは自身が感じていることでもあります。その気になって調べれば情報もたくさんあります。

体にまで症状が現れているということは、内なるメッセージであると受け取って、心の声に耳を傾けてあげてください。

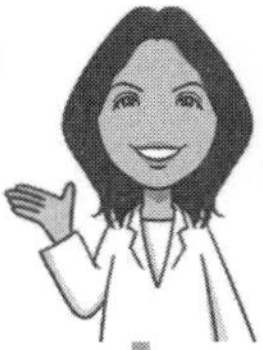

◆Drコメント◆

まず大切なことは、本来、体は完璧に作動しているということを知ることです。完璧に作動しているからこそ、今ここにあなたは存在しているのです。病気になるのは一部分に誤作動が起きてしまうからです。では、何が誤作動しているのか?まず情報はあらゆるものが偏っているということを知り、参考にするのは良いことでしょう。しかし体が喜ぶことを選ぶという感覚を開くことが大切です。

Part
4

アトピーを
本気で治したいなら

どうしてアトピーは治らないの？

アトピーに関しては、正直なところ世界中を見渡してもまだ決定的な改善法は見つかっていません。それはアトピーの原因が多岐に渡ることや、生命維持に直接関係のない病気だから治療法が研究されにくいなどと様々に言われてきました。

私も38年間アトピーの改善に全力で関わってきましたが、同じように思っている時期もありました。いま現在も皮膚に関わること、生活習慣のこと、食生活のことなど、様々な側面からの治療や改善法を多くの方々が真剣に研究し、提案しています。

私もそうした取り組みの中で、アトピーが発症する肉体的な原因を掴んで改善させることはできたものの、ふと立ち止まってしまいました。それは次の2つの質問の答えがわからなかったからです。

・人はなぜアトピーになり、再発するのか？

・アトピーを改善したとしても、他の病気になる人が多いのはなぜか？

これらはアトピー治療に長く携わってくる中で、大きな疑問でした。私たちのところで一度改善された方が、再発した時にまたいらっしゃいます。嬉しいような、残念なような、複雑な気持ちです。

私自身もアトピー改善後に過敏性大腸炎に3年間悩まされ、ようやく治ったかと思いきや、今度は免疫疾患であるリウマチになりました。いくら調べても、それらの問いに答えてくれる書物も事例も簡単には見つからないのです。日々の忙しさの中で私の中にある「なぜ？」への追究は足踏みをしていました。

そんな私に、世界を襲ったコロナパンデミックは、しっかりと考える時間をくれました。今まで追究してきた体の手当てだけでは答えが出ないことは明白。だから本格的に自己の内面の原因、つまり心のしくみも追究することにしました。その結論として出会ったのが「認識技術」だったのです。

体の手当てはいわば、症状という「結果」に対して手当てすること。対して**心の手当ては、その症状をつくり出した「原因」に対して直接アプローチする**イメージです。

もう二度とアトピーをくり返さない、他の病気をしないため、さらにアトピーを忘れて生きていくためには、「アトピーの自分」という自己イメージとつなげてしまった認識に勝負しないと、結局はまた逆戻りしてしまいます。

体と心の両面から手当てをすることで、今までのような生老病死の不安や苦しみに振り回される人生を終わりにして、自分の人生を自ら設計していくことができるのです。

ここからは、アトピーが治らない本質的な理由を心のしくみから見つめ、「I am アトピー」から抜け出すにはどうしたらいいのか、心の本質に迫っていくことにします。

すべては心の変異体

皆さんは「病気」という文字を深く考えたことがありますか?

なぜ「病体」と書かないのでしょう。もし病体というのなら、体のことを対処していけばよさそうですね。でも、「病気」というのです。

「病は気から」とはよく言われますが、病気の原因は体にはないということです。

私たちの体はボディ（本体）です。それを動かすのは「心」なので、心のしくみを知らないと、いつまでたっても原因がわからないまま症状に対処するしかないということです。

もし、あなたの心がアトピーになることを望んでいるとしたら？「そんなことは決してない！」と真っ向から否定されそうですね。

私も真実を知る前はそう思っていました。ここからは、アトピーの本質的な治し方について、今までとはまったく違うアプローチで体をコントロールする方法を語ります。

鳥が両翼で空を飛ぶように、体だけでなく心と両方の手当てが必要だからです。

「心身一如《しんしんいちにょ》」とは、体と心は分けることのできない1つのものということですが、これを理解するには、心と体の関係がわかることが大切です。

では、体に指令を与える「心」とは何か？心がいかに重要かということをみていきましょう。

アトピーは究極の絶望なの？

アトピーさんにおいて、対人関係の一番の関所は「見た目」ではないでしょうか。私たちは初めて会った人に対して、見た目で様々な情報を読み取って判断します。

2015年にドイツの市場調査会社GfKが、世界22か国で「外見に対する満足度」についてオンライン調査を行ったところ、「自分の美しさに満足している」と回答した人が最も少なかった国が日本だそうです。

また2017年の「少女たちの美と自己肯定感に関する世界調査（ユニリーバ「ダヴ」掲載）」では、実に10代の日本女性の93％が「自分の容姿に自身がない」と答えており、世界一自分の見た目に自信がないという結果となりました。

さらに、48％の10代の日本女性が「自分の容姿に自信がないため、やりたいことをあきらめた経験がある」と回答しました。日本がいかに見た目に厳しく、自己肯定感の低いお国柄であるかが見えてきますね。

そのように見た目に対する意識が他国より強い日本において、アトピーであるということは、人と会うたびに相対比較と自己否定を重ねて心の傷を深くしていくことになるのです。それでは社会生活を送るのも簡単ではありません。あるアトピーの方がこう言いました。

「アトピーは究極の絶望だ」

その理由は、見た目が悪い、強烈に痒くて、状態によっては掻く手が止められない、自分が臭くて自分の臭いにやられる、こんなに辛いのに誰も理解してくれない、痒いだけなんだから我慢しなさいと言われてしまう、などいろいろです。

アトピーさんの多くが、手当ての過程で一番へこむのは浸出液が出てきた時です。

朝起きると、パジャマと自分の皮膚がくっついて離れなかったり、夜中に寝汗のようにでる浸出液で体が冷えてパジャマを取り換えなくてはいけなかったり。そんな時は風が当たっても痛いそうです。「死んでしまいたい」と思っても死ねない。

せっかくステロイド薬から離脱する決意をしても、あきらめてしまう人が多いのもうなずけます。

「どうして私がこんな目に」と、世の中すべてに恨みつらみを持ちたくもなりますよね。それがアトピーさんの特徴です。

でも、この自己否定は決してあなただけのものではありません。アトピーの人に限らず、実は人間であれば誰もが、もれなく自己否定感を持っているのです。だから「自分だけが不幸のもとに生まれた」と思い、あきらめないでください。アトピーは「溢れ」の現象ですから、その大元を知り、正せばよいのです。

体質改善の厳しい道のりを乗り越えていくためには、人間の心のしくみを知ることが第一歩です。

アトピーは涙と努力の証

2013年に、私は「ドリームプラン・プレゼンテーション」という大人が夢を語る大会に出場しました。書類審査から8カ月間、一人のプレゼンテーターに100名ほどのドリームメンターが寄り添って1本の動画を作り、自身が語ります。

物語も音楽も写真も、すべてを自分で用意し、10分間のドラマに仕立て、東京ドームシティという大きな会場で2，000名の大観衆を前に語るのです。私は「アトピーを脱いで本当の自分に出逢う」というテーマで発表しました。

私の動画の主人公になったのは、現在もスタッフとして頑張ってくれている「美穂ちゃん」です。彼女を主人公として切磋琢磨した8カ月間で、私はアトピーの根本原因となる「心」を垣間見ました。

彼女には5歳上のお兄ちゃんがいます。お兄ちゃんは頭もよく、運動神経も発達しています。それに比べ、美穂ちゃんは成績優秀というわけではなく、運動会のかけっこはいつもびりっけつ。注目されるのはいつもお兄ちゃんです。

そんな美穂ちゃんにも、一つだけ誇れるものがありました。それは歌です。ある日、大好きなお母さんの前で、お兄ちゃんと歌いました。歌い終わった美穂ちゃんは、期待いっぱいでお母さんに「どっちが上手？」と聞きました。お母さんの返答は、「美穂ちゃん」ではなく「お兄ちゃん」だったのです。

「私は認めてもらえないダメな存在なんだ」と絶望感を味わった瞬間でした。このできごとによって、その後の人生の歩みを決定づけてしまいます。

美穂ちゃんは「私は認めてもらえないダメな存在」だけど、どうにかしてお兄ちゃん以上にお母さんの注目を集めたい、愛してもらいたいと、子どもながらに必死で努力しました。その結果が「アトピー」だったのです。

ここから美穂ちゃんのアトピーは悪化していきます。どんなことがあっても大好きなお母さんの注目を集めなくてはなりません。「お母さん、私を見て、ほらこんなに手がひどくなっているよ」と、幼子が無意識下で起こす世界観。相対比較からくる自己否定がつくる病気。

彼女が16歳の時に出会い、私がみた中でもかなりひどいアトピーだった皮膚には、もうアトピーはありません。もちろんステロイドも使ってはいません。

改善して10年以上の歳月が流れ、今年31歳の彼女は言います。「私はアトピーになって本当に良かった。改善までは辛すぎたけど、アトピーにならなければ、ずっと相対比較して自己否定の塊のようなつまらない人生を送っていたと思う」。

思考と行動の習慣を変えるには

アトピーさんから感じる一番の特徴は、「このアトピーがなかったらどれだけ楽だったか」という思いから離れられない被害者意識です。

「顔ニモマケズ（水野敬也著／文響社）」という本をご存じでしょうか？」どんなに見た目でさげすまされても、幸せになれることを証明した9人の物語です。

例えば、生まれ持った病気のために顔の左右が大きく対称ではない人たち。その中には、周囲の冷たい目にさらされながら、さほど効果の期待できない手術を受け続け、自分の人生を呪う人と、ある時気づき、手術をやめ、自分の人生を受け入れて悩みを乗り越えていく人がいます。

私が衝撃を受けたのは、「もし生まれ変わるとしたら、普通の顔に生まれたいですか？」というインタビュアーからの質問に、一人の女性が、「今の幸せが保証されるなら、顔の症状はない方がよい。ただ、今の自分になるためにこの顔の症状が必要なら…それはあって良かったと思います」と答えたことです。

この言葉に、苦難を乗り越えてきた人の苦しみの深さと、そこから得た人間としての魅力を感じずにはいられませんでした。

私たちはつい、無いものねだりをします。今の自分に×をつけて○になろうとします。でも、実ははじめからみんな○なのです。日々の生活のあちこちにある些細なことに感謝して楽しむ力が必要なのです。そもそも○であるのを◎にする、それが幸せになる近道です。

幸せは、物理的な条件で得られるものではありません。だから与えることも、与えられることもできません。言うのはたやすいですが、生まれもった容姿や体質については、なんともしがたく、不平等だと感じることも多々あります。

ですが**幸せとは、感じるもの。その人のリテラシー（解釈）の力によるもの**です。どんな現実があろうとも、それを幸せだと思うのも、不幸だと思うのも、その解釈は自分次第なのです。

あなたはなぜアトピーになったのでしょう。誰しも「なりたくてなったわけではない」と思うかもしれません。いくら辛くてみじめで、みっともなくて仕方がなくても、アトピーは自らの習慣によってなるものだから、その習慣を変えることで自ら治すことができるのです。

自分の認識・リテラシー（解釈）を変えることで、思考の習慣、周囲との接し方や行動の習慣などあらゆる生活習慣が変わり、それにより皮膚への溢れが改善するのです。そうした**認識の変化をつくること**が大事です。

「自分が薬を塗りたくて塗ったのではなく、そもそも母親が薬の道を選択し、気づいた時には薬だらけの人生だった。あの医者が一生薬を塗って生きていくしかないと言ったから塗り続けてきたのに、ひどくなるばかり」と、周囲のせいにして嘆き続けていてもあなたの人生は変わりません。

周りにアトピーの原因を求めたり、だれかを責めて変化を要求したりしても何も変わらないことに気づいているのではないでしょうか。アトピーだから不幸なのではありません。

様々な条件・状況・環境におかれる自分を不幸だと解釈する習慣があるから、心が循環せずその不満やストレスが募り、血の巡りが悪くなり、身体に不調が現れて、最後に皮膚に溢れてアトピー症状となるのです。さらにそのアトピーを通して、なんて不幸な自分なんだと解釈する、悪循環が堂々巡りしてしまうのです。

私が知りたかった「人はなぜアトピーになり、再発するのか」「アトピーを改善したとしても、他の病気になる人がなぜ多いのだろうか」という疑問に対する答えは、認識技術によって、体と心のしくみがわかることで理解できました。

すると、あらゆるつながりや関連もみえてきます。同時に何もわかっていなかったことに気づかされショックを受けますが、そこからようやく本当の変化が始まります。

他人に委ねるのではなく、自らの解釈ができるようになるにはどうしたらいいのかみていきましょう。

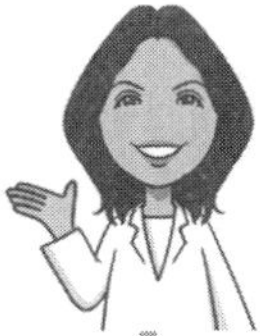

◆Drコメント◆

心身二元論で病の根本原因を探っていけば壁にぶつかります。なぜなら心身二元論の考え方では、心と身体を切り離して身体側に原因を求めるからです。問題は身体に起こっているのではありません。心身一元で観ていくと根本原因は明らかで、問題は目に見えないところにあるのです。

そこで明確にしなければならないのは、感覚的で漠然とした「心」を扱ったり、精神論に持っていったりでは解決しないということです。しっかりと「心のしくみ、精神のしくみ」を理解して、自ら病の根本原因を見つけ出し、それを解いていくことです。

皮膚ではなく心を見よう

アトピーの本当の原因は、皮膚にはありません。仮に、大学や専門機関が皮膚の研究をして、最先端の科学で皮膚を分析した結果、アトピーの皮膚には○○という物質がたくさんあったと研究結果を発表しても、それはアトピーが起こった後の結果物でしかないのです。

知るべきは結果ではなく、その症状の原因となる自分の認識のパターンです。

幼少期に無意識につくられた認識パターンを知ることで、今の自分の思考や行動のパターンができていることが浮き彫りになります。「無意識エンジン発見セッション」という画期的なセッションで、文字どおり**自分がどんな無意識エンジンで人生という道を生きているのかがわかります。**

あなたがアトピーになった意味をわかるのはもちろん、アトピーであるからこそ、気づくこと、学べることがあるのです。

自分の認識パターンを知り、それを変化させるワークを受けたアトピーさんは、皆アトピーが治る前から楽しそうにされています。根本的な原因と対応策が明らかになるからでしょう。楽しくなれば自律神経も整い、ホルモンバランスも安定し、改善のスピードが増します。アトピーは治る病気なのです。

この本を書くにあたり、長い期間苦しんでいる一人のアトピーさんとお話ししてみました。彼女はとても優秀な人です。几帳面で一生懸命な彼女が私は大好きです。

私と出会う前、彼女はステロイドを含む他の薬の離脱、つまり体質改善を2回試みて、どちらも失敗したそうです。そのため「もう二度と体質改善には挑戦したくない」と教えてくれました。私は「成功も失敗もないんだけどなぁ」と思って聞いていました。

失敗と決めつけてしまうのは、きっとその期間があまりにも辛すぎて、不安や孤独で傷つき、惨めと感じて途中であきらめてしまったからでしょう。そして彼女はこう続けました。

「私は小学校3年生まで鍵っ子。お母さんは、遅い時は夜の8時まで帰って来ないのよね。夏はまだいいけど、冬はもう真っ暗になるの。身長130センチくらいの子が一人でいるには、家が大きすぎて怖いんだよね。夕方6時くらいになるとテレビは一斉にニュースになって、どこそこで事故があったと伝えはじめ、私の不安をあおるからお母さんとお父さんが事故にあっていないか心配で心配で。明るい商店街まで迎えに行くの」と、冬が怖かった彼女のアトピーは、必ず冬に悪化するそうです。

この幼い頃の経験とアトピー症状とに因果関係があることがうかがえます。

さらに彼女は、25歳で母親に対する反抗が始まると拒食症にもなり、子どもの時よりもアトピーがひどくなったと言います。お母さんへの反抗心が一番の原因で、拒食症による栄養失調が、アトピー悪化の大きな要因だということがわかります。

今、彼女は40代ですが、冬になると変わらず浸出液が出るそうです。すると相対比較が始まって、どうにも考えが止まらなくなり、「私なんか…私の人生ってなに?」と自分を追い込んでいくと言うのです。

そんな彼女が話しながら、あることに気づきました。

「決意して薬の離脱をしようとしたのに失敗した。もう怖くて先に進めない。向き合いたくない。でも、あの時はすべて、かいつまんだ情報をもとに実践したから失敗したのかもしれない」。さらに「こうして話していると、もしかしたら治るのかもしれないと希望が見えてくる。でも、やっぱり怖い。怒りや悲しみも湧き出てくる。だからアトピーの体質改善は、心と体の両翼で取り組み、肉体の辛さを支える土台の心が強くないと耐えられないとわかる。

私は心の循環も、体の循環も、感情の循環も止めていた。やってはいけないのに痒い所を冷やしたり、入浴をしなかったり、循環させない食べ物が好きだったりと、体を冷やしてきた。体だけでなく、心も冷えているから拒食症にもなった。体も心も感情も、どれも正しく循環させてあげることが大事だったんだ。ここまでわかったから、頑張れるタイミングをはかってみる！」

これを聞いて私は、彼女は必ず治ると確信しました。そう、本気で改善したいなら、皮膚だけでなく心も同時に観ることが大切なのです。

病気はどんな時に治るの？

２０１０年12月、私は癌サバイバーの人たちとホノルルマラソンに参加しました。サバイバーは生存者・生き残った人という意味ですが、癌サバイバーとは癌経験者やその家族などのことをいいます。

アトピーの専門家なのに「なぜ癌の人と共にマラソンを？」と思われるかもしれませんね。実は病名は違えど、原因は大きく変わらないのです。原因が変わらないのなら、改善の仕方もさして変わりません。今ならそれがよくわかります。この当時はぼんやりと感じていた程度でしたが、手探りながら一歩ずつ答えの方へ歩みを進めていました。

そんな折、ある人と出会いました。余命半年、２年後の生存率０％という癌を完治した男性です。彼は「ホノルルマラソンを走ったから僕の癌は治った！」と、シンガーソングライターとして歌を歌いながら全国の癌の人たちと繋がり、勇気づけるための講演活動をしているとのことでした。

癌サバイバーとその友人や家族、または私のような治療家などの総勢100名ほどでツアーを組み、ホノルルマラソンに挑戦し、完走したり完歩したりしていました。

彼の体験談に勇気づけられたたくさんの癌患者の方が、全国から集まって大会当日まで練習し、無茶だという主治医と家族を説得したうえで、期待に胸を膨らませ、ハワイに飛び立つというのです。

癌患者の方は貧血など様々な問題があるため、医療提供者側からすると、マラソンをするなど言語道断なのだそうです。でも彼は、そんなリスクをもいとわず、走ることを選択しました。

ホノルルマラソンに参加するためにパスポートの発行を申請するとき、最初は2年後の生存率が0%だから有効期限は5年でいいと思ったそうですが、すぐに自分の寿命を自分であきらめてどうすると思いなおし、有効期限10年のパスポートを申請したそうです。彼はホノルルマラソンを見事に走りきり、重篤なスキルス性の腎臓癌を克服しました。そしてパスポートは更新されています。

おわかりだとは思いますが、マラソンはあくまでも方法論であって、真似れば病気が治るというわけではありません。彼は、「どうせ自分は癌だから走ることなんてできないんだ」と自己否定せず、自らの可能性だけを見続けたのです。

そしてチャレンジした結果、練習しはじめの頃は数分しか走れないような体力だったのに、ホノルルマラソンで完走することができました。癌であっても癌にとどまらない自分自身の生きざまを証明した瞬間だったのではないでしょうか。心が身体に勝ったのです。それは彼にとって自らに勝利した何ものにも勝る歓喜だったでしょう。

私は、何度か決起大会に参加するうちに、これはアトピーの人にも良いのではないかと思うようになり、2名のアトピーさんをホノルルマラソンにお連れすることにしました。そして、私も42.195キロを8時間31分で歩き抜いたのですが、それはそれは爽快な体験でした。

彼と一緒に参加した癌の方たちも、走り抜いたこと、歩き抜いたことに感動し涙していました。治る力、その歓喜は本人自身の内から湧き出るもので、同じことをしたからといって誰でも病気が治るわけではありません。

でもこのチャレンジを通して、自らの力で病を癒せるということ、本当の病気の原因を知るヒントに気づく大切な機会となりました。

様々な変化を与えられる貴重なイベントを提供し、勇気と希望を与える彼の活動は、賞賛せずにはいられませんし、今後も応援し続けたいと思っています。

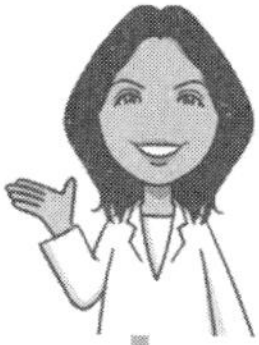

◆Drコメント◆

病の治癒は自らの内から起こる現象です。末期癌が消えてなくなったという話は稀にあることですが、そこに共通することは、今まで囚われていた考えや感情から解き放たれた瞬間の経験を持っているということです。つまり「認識の大変化」が起こったのです。歓喜ということがどれだけのホルモンの分泌を促進するのか。心が身体に影響を与える、治癒という現場でこの力を借りない手はないと思います。

人間はみんな自己否定だらけ

自己否定は、弱い人や劣等感を持っている人がするものだというイメージがありませんか？でも、どれだけポジティブに見える人であっても割合が違うだけで、人間なら誰もが必ず自己否定しています。

人間は他の動物と違い、生まれた時に自分の力では何もできません。お腹がすいても、ウンチでおむつが気持ち悪くても、暑くても寒くてもただ泣くことしかできないのです。そんな未熟な状態で一番頼りにするのは、生まれる前にへその緒でつながり一心同体だったお母さんです。

赤ちゃんは「おっぱいが欲しい」「おむつを変えてほしい」と思ってもお母さんにさえも伝わらないので、泣くことで意思を伝えようとします。赤ちゃんの世話をする人は、なぜ泣いているのかわからないから、これかあれかと試してみるしかないため、意思疎通に時間がかかります。

この意思疎通がうまくいかないことを通して、うまく伝えることができない苛立ちと問題を解決できない自分という**「自己否定」の初期設定**が起こります。

何もできない自分、周りは自分よりもすごい人たちばかりで、誰かに依存しないと生きていけない自分、これが人間の赤ちゃんです。

そのように自己否定は赤ちゃんのときから設定されていくので、誰もが持つ**人間共通の感情**なのです。自分だけではなく人類共通のしくみだとわかれば、少しホッとしませんか？そして自分を客観視できるようにもなります。

先に紹介した美穂ちゃんですが、以前は、アトピーがひどい時、「世の中すべての女子高生に嫉妬し、どうせアトピーで醜いダメな私」と自己否定していたそうです。

でも今は、他人と比較して自己否定することがあったとしても、短時間になり、長く引きずらなければいいと気づいています。それによって、アトピーの生きづらさを改善するだけでなく、人生の生きづらさまでも改善したといいます。

相対世界で生きている私たちは、相対比較して物事をとらえます。「あの人は私よりいいな」とか、「これは私の方が」などと、考えたことはありませんか？

特に兄弟間において、親に優劣をつけられてしまうことで、苦しく生きてきた人たちの多いことに驚きます。アトピーさんと話していると、そうでない人に比べて、劣等感が強く、「どうせ私なんか」という言葉をよく耳にします。

「相対比較をするな」ということではなく、している自分を「やってる、やってる」と客観的に眺めることができるようになると楽です。特に日本人は建前文化の中で生きてきたので、他人からどう思われるのかが気になるものです。

アトピーの自分は醜い、こんなの本当の自分じゃないと否定して、誰かをうらやましがるより、相対比較している自分を客観視できるようになることです。心のしくみが理解できると自己否定もなくなっていきます。

ここからは心のしくみを理解するために、認識技術の理論を取り入れてお話ししていくことにします。認識技術は、呼称を「エヌテック（nTech）」と言い、ニンシキテクノロジー（Ninshiki Technology）を略したものです。１９９６年にノ・ジェス氏によって生み出されました。

人間の脳と心のしくみを明らかにすることで、認識と自己イメージが変わり、誰もが脳も心も最大限に活かして生きることができるという画期的な未来技術です。

ここでは、認識技術をまったく知らない人にも、心のしくみを知ることでアトピーの改善につながることがわかるように、できるだけ簡単なガイドとしてお話しします。

認識技術は未来技術なので、これまでに聞いたことがない単語やイメージが出てくると思います。そんな時は、「今までにない理論だからわからないのか」と関心をふくらませて受け取ってみてください。

そうすると気づくことが増え、自分がなぜアトピーになってしまったのか、本来の意味を知るきっかけになるでしょう。

明日死ぬと思って生きなさい。
永遠に生きると思って学びなさい。
マハトマ・ガンジー

Part 5

すべての問題の原因を知る

厄介な観点の問題

皆さんが悩み抜いているアトピー症状は体質なども大きな要因ではありますが、さらに深い土台となるのは自身の認識面です。人は誰しも、相対比較したり自分に自信がもてなかったり、人との関係がうまくいかないなどという経験があると思います。それらの大前提にあるのが自己否定です。

自己否定は、人間共通の感情であるということは言いました。その自己否定を生み出している原因をさらに明確にしていくことで、正しい解決策も自ずと見えてきます。

アトピーから卒業するためにも、急がば回れで、様々な問題を生み出している本当の原因の一点を明らかにしていきましょう。これは対症療法に対して、本質療法と表現してもいいと思います。

では、自己否定も含めた様々な問題を生み出している本当の原因とは何でしょうか。

それは「**観点を固定している**」ことです。観点とは、観る点と書きますね。**どこからど**

のようにものごとを観るのかという基準点のことです。

「どこから」は自己規定=アイデンティティ、「どのようにものごとを観るのか」は思考、言動、関係の築き方のパターンと表現できます。私たちは自分の観点を固定した状態で、ものごとを考えたり行動したりして、いろんな関係を築いています。

幼少期に自分の判断基準をつくってしまう原因は観点ですが、なかなかのクセモノです。その「観点」とはどのようなものでしょうか。

認識技術では、観点の問題を「①否定：肯定、②完全：不完全、③異質：同質」の3つでまとめているので、一つずつ見ていきましょう。

①否定：肯定

相手の観点を否定すれば、相手の機嫌を損ねます。かといって、相手の観点を肯定すれば、相手に従わなければなりません。否定も肯定もできない。

皆さんも経験ありませんか？アトピーさんにおいては親子関係によくあることです。自分の治療法は自分で決めたくても、両親が介入してくるという話はよく耳にします。

特に日本人は人の顔色を見ながら行動しますが、私が接してきたアトピーさんもそのような人が多く、主体性を失い両親に従っていました。相手の観点を否定しても肯定してもうまくいきません。

②完全：不完全

今度は自分の観点です。自分の観点を完全だと思って主張すれば、頑固だと言われてしまいます。かといって自分の観点を不完全だと思えば、何をしても自信が持てません。アトピーさんの自信のなさは、自分の観点が不完全だと思っているからかもしれません。自分の観点を完全とも不完全とも思うことができないなんて、どうしたらよいのでしょう。

③異質：同質

そもそも誰一人として同じ観点を持っている人はいません。たとえ親子でも大好きな人でもです。みんな違うのに、それに気づかないから相手の観点に傷ついたり、争いが絶えなかったりするのです。かといって、みんなの観点を同じにしてしまったら、機械のようになってしまいます。なので観点の異質性も同質性も認めることができません。

どっちに転んでも問題、**観点は問題が起こるようにできている**のです。

ではどうすれば、この根本的な問題を解決できるのでしょう。

私たちは無意識エンジンで動いている

人生を「道」だとすると、自分の体は「車」。車が走るためにはエンジンが必要です。そのエンジンを「無意識エンジン」と言い、自分の観点（ものごとを認識する基準点）によってつくられます。

無意識エンジンは、脳の発達度合いと関連して0～6歳までに大部分がつくられ、おおかた12歳までに完成します。この時期のいくつかのショックな事件を通して感じるネガティブな感情によって、「自分はこんな人間だ」と決断してしまうのです。

家庭環境にもよりますが、特に一番頼りにして長く過ごすお母さんとの間で事件化して、つくられることが多いです。この無意識エンジンがあなたの人生をアトピーに導いているとしたら、紐解かずにはいられませんね。

車のエンジンはブレーキとアクセルに直結していますが、無意識エンジンにも同じくブレーキとアクセルの2つの性質があります。**ブレーキは自己否定する力**、反対に**アクセルは自己肯定しようとする力**で、自分の状況によって条件反射的に働きます。

条件が悪い時にはブレーキが働きやすく、調子の良い時にはアクセルが働きます。アクセルとブレーキはペアなので、どちらか片方だけが働くことはなく、条件によってどちらが強く出るかの違いだけで同時に働いています。

ふだん私たちは、ブレーキを踏みながら同時にアクセルも踏んでいるから思い通りに進めないし、摩擦が大きくて疲れるのです。

あなたは生まれた時からアトピーだったのでしょうか？そんな人に私はお目にかかったことがありません。

お伝えしたようにアトピーは現代病です。医学書によれば、初めて発見されたアトピーは、幼児性でした。その次は乳児性アトピー、そして薬が身近に使われるようになった現代では成人性アトピーも急増しています。

免疫力のあるはずの赤ちゃんが発症するということは、お母さんの妊娠時の過ごし方、すなわちお母さんの無意識エンジンによる認識や生活習慣が関係していると考えられます。幼児期に発症したアトピーは、お母さんの無意識エンジンによる習慣と合わせて、あなたの無意識エンジンが関係していると考えていいでしょう。

そして大人になってからの発症は、あなた自身の無意識エンジンが大きく関係していると考えられます。いずれにしてもお母さんの影響が大きいと言えますね。

自分がどんな時にブレーキを強く踏み込み、どんな時にアクセルを強く踏むのかという判断基準を、未熟な幼少期に自ら決めてしまうのです。その後の人生は、自分の判断基準のパターンを使って生きるので強化されていきます。

出来事によって、アクセルとブレーキの強弱を反射的に変えるだけで、常に両方を踏んでいる過負荷状態です。

例えば、アトピーが出た時に「薬を使う、使わない」という選択も、パターン化された自分の無意識エンジンによって決めています。そのように、**全ての判断は自分の無意識エンジンで決めている**のです。

そして、アトピーさんには強烈な承認欲求があります。本音をアウトプットせず能面を装ってみたり、甘えられず我慢して奴隷のような立場に入りこんだり、「わかってほしい、でもわかってもらえない」をグルグル繰り返したりした結果、無力感と挫折感と怒りのエネルギーをため込んでしまいます。

「お母さん、私を見て！」「なんで私を見てくれないの」「わかってくれないの！」と心の奥底で叫んでいます。これはアトピーさんの共通点です。

こうした観点による承認欲求をまず自覚することが、人生を変える第一歩です。

承認欲求は無意識なので、最初自覚するときに少し勇気がいりますが、それを自覚できるようになるだけでも、ずいぶん生きるのが楽になります。まずは自分の無意識エンジンを知ることです。

そして、日常で自分自身をよく観察してみてください。根気よく観察していると、身の回りの出来事が無意識エンジンとつながり、現実はすべて自分が自作自演している映画だということがわかってきます。自分の人生を実は自分が決めつけているのです。

そこから、さらに第三者目線で客観的に自分自身をみることができるようになると、思わず吹き出してしまうほど承認欲求にはまった無意識エンジンで動いている自分を発見したり、さらに観察が進めば、そんな自分がいとおしくもなります。

そのようにみえたら、ぜひ「大変だったね」「がんばってきたね」とそっと自分を抱きしめてあげてくださいね。

自分の無意識エンジンを知るには、「無意識エンジン発見セッション」が一番の近道です。自分がどんなエンジンで生きてきたのかを知って、どうしてそのパターンを持つようになったのか理解ができれば、行動や考えの観察がしやすくなります。そうすると、どこから変化させていけばいいのかも明確になるのです。

あなたがもし今、重篤なアトピーで苦しんでいるとしたら、それは**あなたの観点による機械的条件反射の積み重ねによるもの**です。これは人間共通のしくみでもあるので、あなたが悪いわけではありません。自分で積み重ねてきた結果だから、今までをゼロ化して、新しい人生を再設定できるのも自分自身だということになります。

その変化の方法がわからなかっただけで、実はアイデンティから自分の人生を再設定することができるのです。

アイデンティティの重要性

アトピーは、生活習慣が大いに関係すると言いましたが、習慣にはその人の行動習慣もあれば、考えの習慣もあります。順番的には、認識が考えの習慣をつくり、行動の習慣に影響を与えます。つまり、あなたのすべてに影響を及ぼしているのは、**認識習慣でつくられるアイデンティティ**と言えます

アイデンティティとは、「自分自身をどう思うのか」という自己イメージのことです。自分に対し、「自分はこんな人間だ」と決めつけることで「その自分が何をするのか」は決まってしまいます。

「こんな自分」というアイデンティティが幼い頃につくられ、その判断基準から自らの「考えの走る道」をつくってしまいます。「考えの走る道」は、刺激が入ると自動的に考えや感情がアウトプットされ、まるでホースの中を走るように、自分の感情や考えが瞬時に機械的な条件反射として出てきます。

条件反射で自分の考えの走る道を通る感情や考え

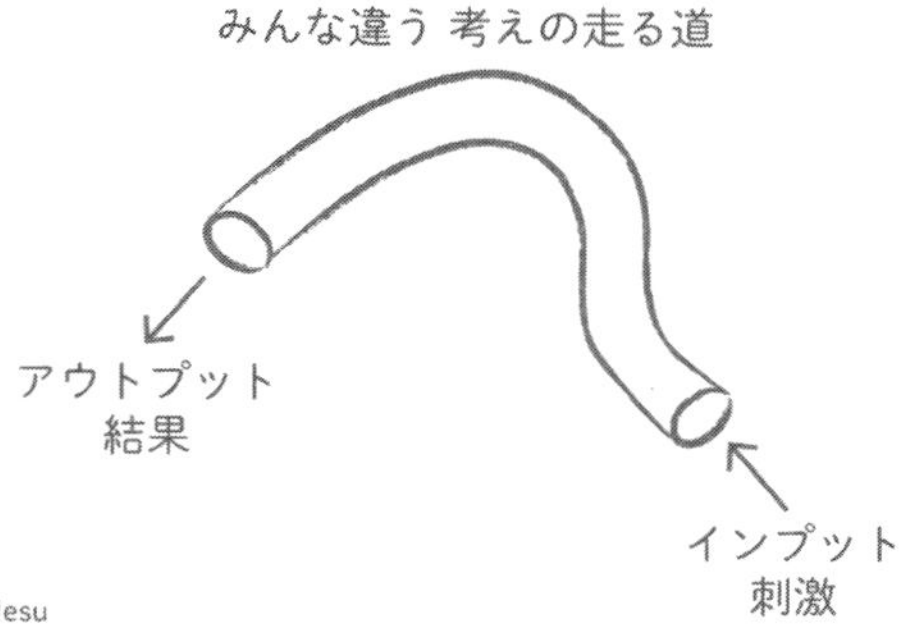

©Noh Jesu

人生の選択の積み重ねで、年を重ねるごとにチューブが少しづつ長くなって強化されていくイメージです。

その人にできてしまったパターンなので、全員が違うパターン（異なるホースの形）を持っています。

その「考えの走る道」はどのようにつくられるのか、自分の内面がどうなっているのだろう？と気になりますよね。

認識技術によると「人間のしくみ」は、次の図のように構造でみることができます。

一番下のアイデンティティが土台になって、その土台をもとに自らのエネルギーがつくられ、そのエネルギーを土台にしていろんな経験や体験をすることで存在や物事のイメージがつくられます。そして、そのイメージを土台にして感情が生まれ、思考がつくられると言います。それが表面化して、その人の表情、言葉、行動となって現れるのです。

一つの行動を起こすまでにこんなに複雑な過程があるとは、聞いたことがなかったと思いますが、私たちは普段こうしたしくみを考えることもなく行動していますよね。

でも、この一連のパターンを幼少期から幾度となく繰り返すことで、無意識にアイデンティティができあがり、考えの走る道ができたのです。その自分のパターンの蓄積が、あるとき皮膚に溢れ出たのがアトピーです。

先ほどの美穂ちゃんを例に、人間を構造でみてみましょう。下の有限のアイデンティティが反応すると、瞬時に上へ向かって機械的な条件反射がおきて、丸い部分の「表情・言葉・行動」となって現れるということになります。

何段もあるウエディングケーキを思い浮かべてみてください。アイデンティティはケーキの土台の一番下の大きな部分。あなたのアトピーは、ろうそくです。

構造でみる人間のしくみ

“今”の美穂ちゃん		“昔”の美穂ちゃん
・大勢の前でも話せるようになった ・推しを追いかけて全国駆け巡る ・仕事もバリバリこなす ・夜寝られるし、朝も起きられる ・家族と仲良くなった	行動	・引きこもる（人に見られないよう） ・夜中に行動（眠れないから） ・反動で、朝起きられない ・意味もなく家族に当たり散らす
・思ったことを素直に口に出せる	言葉	・どうせ私なんか生まれてこなければ良かったんでしょ。死にたい
・笑顔 ・明るい	表情	・人と目を合わさない ・笑わない・暗い
・自分は自分でいい。だから背伸びしないし、人と比べたとしてもすぐ解消できる	思考	・他人と比較しては、「なんで私だけアトピーなの？」とうらむ、ねたむ、うらやむ ・存在を消したい
・楽しい・うれしい・おいしい	感情	・悲しい・いらだち・辛い・苦しい
・過去の経験にはとらわれない ・過去の経験は自分を成長させてくれた道具だと捉えられる	イメージ	・母に認められず、つらく苦しかった経験ばかりをイメージする
・気力に溢れている	エネルギー	・気力がない
・なんでもトライしたい好奇心いっぱいの私	有限のアイデンティティ	・どうせ一生アトピーな私 ・何のために生まれて来たのかわからない私 ・何のために生きるかわからない私
・愛しかない ・安心そのもの ・今ここ幸せ	無限のアイデンティティ	・考えたことがない

このろうそくが一番下のケーキの土台によって安定したり、不安定になったりしてゆれ動くのです。

つまり、ウエディングケーキの土台にあたる部分を安定させないと、どんなにろうそくを変えたり、中間になる感情や思考を変えようとしても、根本的な解決にはならないということです。

ケーキの土台であるアイデンティティを安定させるには、**自分の自己否定やアイデンティティがどのようなもので、どうやってできたのか知ること**です。それがわからないと、常に条件反射で生きてしまうので不安定のままです。

このような「人間のしくみが作動して生きている」ということがわかれば、現実も自分の解釈しだいで大きく変わるということもわかるのではないでしょうか。

ただ残念なことに、大半の人は有限のアイデンティティから出発してしまうので、無限のアイデンティティ（可能性そのものの自分）は、イメージできないでしょう。この有限と無限の違いは大きいです。では、さらに現実とは何かをみていきましょう。

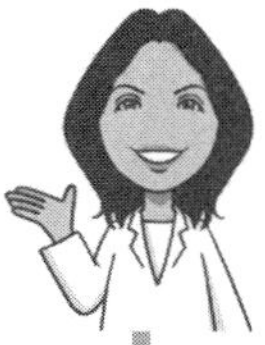

◆Drコメント◆

一人一人の身体にはクセがありますよね。それと同じように一人一人の心にもクセがあるのです。その心のクセが身体のクセを作っているのです。誰もが持っている自分のクセを客観的に見つけることができた時、治癒の一歩が始まります。

そして、自己イメージも他者に対するイメージも自分のリテラシーの結果物だということがわかれば、そもそも承認してほしいと思うこと自体、必要ないとわかります。

そしたら体も心も軽くなります。

みんな違う現実を見ている

以前、「1本の映画を1000人が見れば、1000通りの映画が上映される」と聞いたことがありますが、その通りです。受け取り方が全員違うので、当たり前といえば当たり前ですね。

二人が目の前の同じカップを見ているとして、見方によってAさんには取っ手のないカップ、Bさんには取っ手のあるカップに見えます。そのように同じできごとであっても、ものの見方や受け取り方は皆それぞれです。

自分の人生は、自作自演の映画のようなもの。自ら俳優兼脚本家兼監督なのですが、演じていることすら忘れてしまうほど、どっぷり主人公役になりきって、映画を現実だと思い込んでいる状態です。

これを認識技術では、「繭《まゆ》の中のサナギ」状態と表現しています。サナギは自分、繭は自分が観ている世界（宇宙）。私たちはみんな、自分の映画である繭の中から出たこ

観点が変われば見える結果も変わる

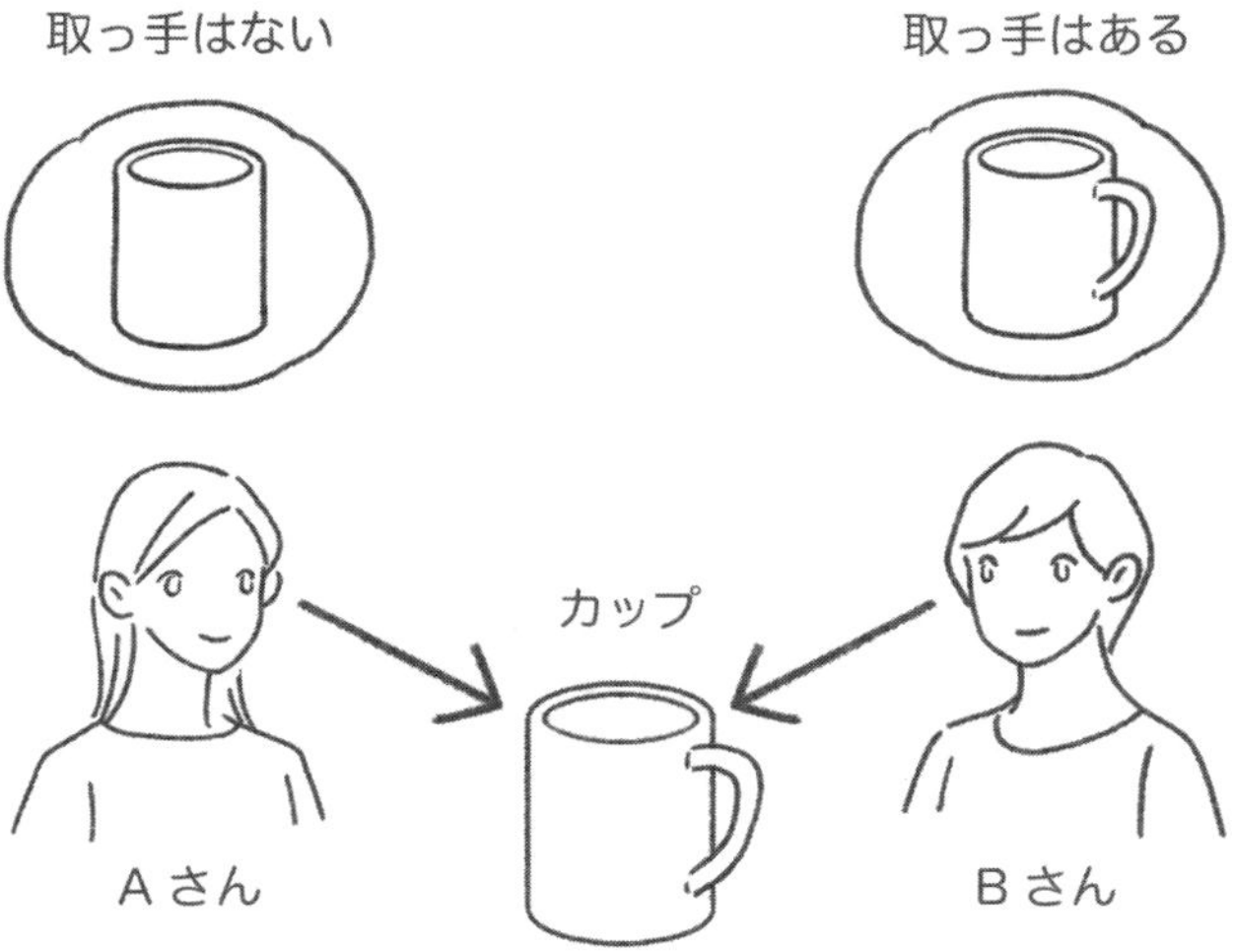

1つの宇宙にみんながいる

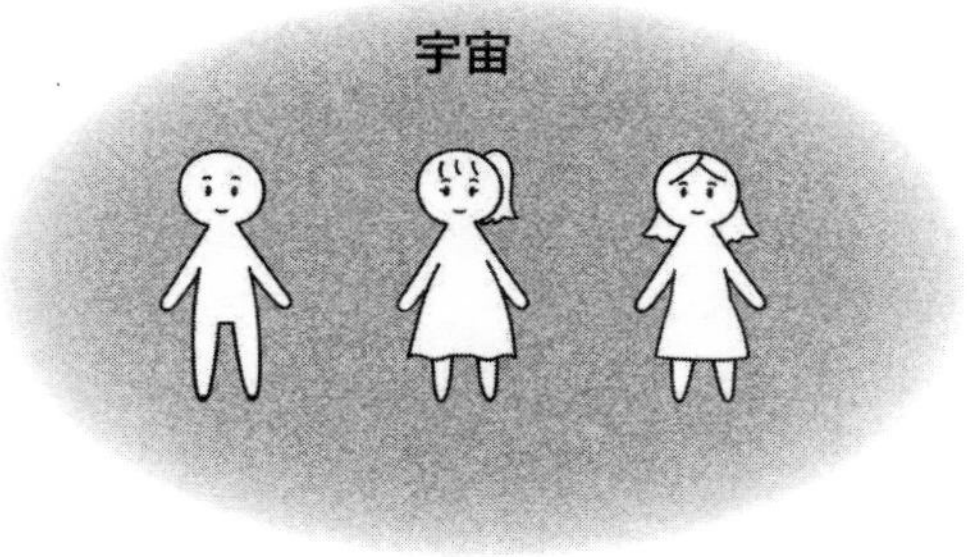
宇宙

みんなバラバラの宇宙
＜繭の中のサナギ状態＞

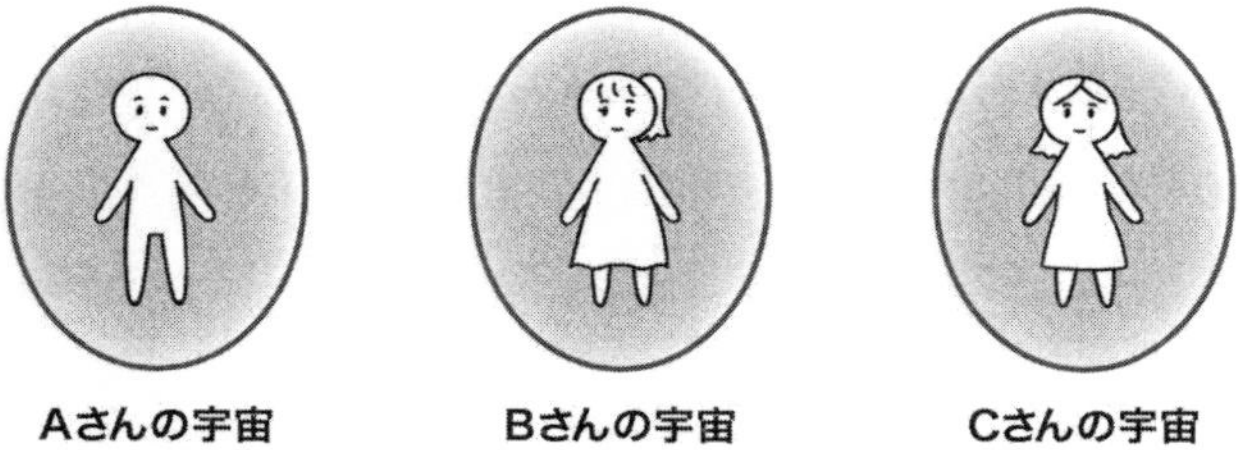
Aさんの宇宙
Bさんの宇宙
Cさんの宇宙

ノ・ジェス著『これからの生き方 BEST BEING』より引用

とがなく、他の観方を体験したこともない、思い込みの達人であるサナギさんです。

蚕が糸を吐き出して繭をつくるように、私たち人間も、自分の観点という糸で繭（宇宙）をつくります。みんな自分の繭の中にいるサナギ状態なので、一瞬たりともわかりあうことはできません。**繭は「自分の思い込みの世界」**ということです。

お互いにわかり合えたと思っても、それは表面的で一時的なもので、観点の違いからズレが表面化して必ず争いの原因になってしまいます。

でも繭の中のサナギさん状態であることに気づいていないため、少しわかってもらえそうな兆しがあると「相手はきっとわかってくれる」と期待してしまいます。

実際はわかり合えないので、期待した分、より深い失望を味わうことになります。これを繰り返すことで失望を蓄積し、結果として期待を裏切る相手への不信と、そもそも期待してしまった自分への不信になってしまうのです。

「どうしてわかってくれないの」「もっと話せばわかるかな」と思って話をしても、わかり合えません。同じ観点の人はいないし、言葉一つひとつのイメージもお互い違うので、期待するのはやめましょう。期待は相手に変化を要求する行為なのです。

アトピーさんは、自分と自分以外を分ける境界線（バリア）となっている皮膚に悩みを持っているので、人一倍、自分を守ろうと保守的になる場合が多いように思います。自分の境界線である皮膚が毎日落ちてどんどん薄くなるのですから、怖くて仕方ありません。丸裸にされていくようです。不信と不安でたまらないアトピーさんは、なお一層繭の中の深いところに入り込み、思い込みの中で涙しています。

つまり、思い込みが強いということです。「あの人はアトピーの私を汚いと思っている」と思ったとして、相手が実際そう思っているのかわかりませんね。

「そんなの確認しなくたって、そうに決まってる」と思うなら、まさしくそれがあなたの観点によるリテラシー（解釈）です。誰一人として同じ現実をみている人はいません。人それぞれ違うことを前提に、「相手の観点では、そのように解釈できるんだ」と理解しあうことが大事です。相手がどう思っているのか確認する質問や、自分の観点を伝える表現をするだけでも、思い込みの繭が柔らかくなって、頭の中の考えも減り、生きるのがうんと楽になりますよ。

現実は思い込みの映画だなんて

私たち人間はみんな思い込みの達人です。「自分が観ている現実は、映画かもしれない」と想像してみてください。しかもその映画は、自分が上映して中に入り込んでいるから、触ったり食べたり匂いもする映画です。でも映画の中（繭）から一度も出たことがないので、それが本当に錯覚の映画だとは思いません。

気づいたら自分が生まれて、現実という物語の中に生きている。自分でつくったストーリーではないから、思い通りにいかないことばかりで、何のために生まれたのかもわからない。そんな状態では、なぜ病気になるのか、どうしたら幸せになれるのかもわかりません。

現実という映画は、どんなしくみでできているのか理解できれば、どのように現実の外に出ればいいのかわかります。要するに、映画の観客になるのです。そのように現実の外に出られれば、「ありのままの自分」に出会うことができるのです。

現実という物語は、脳が見せています。脳が損傷したら見ることはできません。その脳は心によってつくられています。

では、脳の機能とはどのようなものなのでしょう。

思い込み映画の道具「五感」

人間は五感で知覚したものが脳に伝達され、認識します。五感のうち視覚が83％、聴覚が11％、嗅覚が3.5％、触覚が1.5％、味覚が1％。私たちが現実を観るのに一番頼りにしているのが、「目」だということがわかります。

でも、この目によってアトピーさんたちの多くが、いかに苦しめられてきたことでしょう。「みんなはきれいなすべすべの白いお肌をしているのに、私は汚いでこぼこ赤い傷だらけの肌…」と、たくさん相対比較をしては自己否定。アトピーでなくても「太ってる、痩せてる、目が大きい、小さい」などいろんな相対比較と自己否定がありますよね。

人間の目は、たくさんある電磁波の波長のうちの一部の範囲のみを光として感じることができますが、これを可視光線と言います。物体に当たり反射された可視光線を目がとらえて、脳で赤や白などの「色」や「模様、形」を認識します。

もし人間の目が、可視光線ではなくX線を感じとる目なら、色は白黒で感じ、皮膚は見えないので、「あの人の骨は太い割に密度が小さいけど、私の骨は細くて密度が大きくてかっこいい」などと思うかもしれませんね。

そのように可視光線で見れば絶対「ある」と疑わなかった皮膚も、X線では「ない」ことになり、見え方がまったく変わってしまいます。

また時間軸をとってみても、私たちは「今ここにあるものを見ている」と思っていますが、実際は、可視光線の光が物体に当たって反射したものを感じているので、今ここではなく過去を見ているということになります。

私たちがいかに過去をみているのか、夜空に輝くお星様がわかりやすいでしょう。

例えば、北極星と地球は431光年離れています。ということは、431年後に私たちのもとに光が届くことになります。つまり今見ている北極星は、431年前の北極星の光を見ているのに、今ある星を見ていると思い込んでいるのです。太陽も私たちは8分前の光を見ていることになります。

私たちは過去の光を捉えているので、星の中には、いま見えていても実はもう存在しない星もあるということになりますね。

絶対に「ある」と思っても、条件や環境によって簡単に変わってしまう。いかに脳はあやふやなのか、五感は思い込むための機能だということがみえてきますね。

思い込み映画の道具「脳」

五感で受け取った情報を脳が処理するのですが、脳もなかなかのクセを持っています。脳の認識のクセを理解しやすいように、絵を使って説明してみましょう。

左の絵は何に見えますか?と聞くと、多くの方は「プリン」とおっしゃいます。その他、跳び箱、富士山、台形と答える方もいらっしゃいますが、一番多い「プリン」と呼んで話を進めますね。

上と下、どちらのプリンが大きく見えますか?上の方が少し大きく見えると思います。

では、上下のプリンを入れ替えてみるとどうでしょう?また上の方が大きく見えます。入れ替えたのだから、下の方が大きいはずなのに。

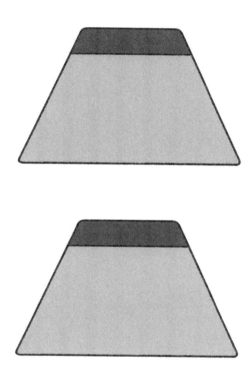

でも本当は、2つとも同じ大きさです。実際に何度もためしてみて、同じ大きさだとわかっていてもこのように並べると、やっぱり上の方が大きく見えてしまうので、不思議です。

この視覚による錯覚を「錯視」と言いますが、これは、人間の目と脳が完全な画像受容組織ではないことを証明する現象です。

五感の視覚だけでなく、聴覚、嗅覚、触覚、味覚もすべて、次にお伝えする脳の認識のクセが働いています。

脳の認識のクセ、つまり思い込ませる機能の特徴について、認識技術では以下の4つで表しています。

①「部分」だけを認識するため、「全体」を認識できない
②「違い」だけを認識するため「共通」を認識できない
③「過去」とつなげてとるため、過去・現在・未来の概念から自由な「今ここ」を認識できない
④「有限化」して認識するため、「無限」を認識できない

①見た瞬間、２つのプリンを同時に認識していると思いますが、実は、上のプリンの下辺と、下のプリンの上辺という「部分」しか脳は認識していません。

②次にその部分のうち、上のプリンの下辺と、下のプリンの上辺の長さという「違い」を比較し、上のプリンの方が大きいと判断します。

③「この絵は何に見えますか？」とお聞きした時、パッと浮かんだその答えは、過去にそれを見たなどの経験に基づいたものです。プリンなら、容器から逆さまにしてお皿に移したプリンを食べたり見た経験があるからです。その経験がない人に同じ質問をしても、プリンとは答えませんよね。

④境界線を引いて、ここからここはプリン、ここからはプリンじゃないと範囲を決めるのが「有限化」です。

これは脳の機能的な特徴なので、人間であれば誰もが持っている限界と言えます。

ある日、自分と歳の近い同性と出会ったとしましょう。その瞬間、脳は、自分と相手の内面や外見の全てを認識せず、皮膚という部分を認識します。（①「部分」だけを認識する）

次に、皮膚という一部分を相手と比較して、「相手はアトピーがなく白くてすべすべ」「私にはアトピーがあり、赤くてブツブツ、ジュクジュク」と違いだけをクローズアップします。（②「違い」だけを認識する）

そして、昔アトピーでない人から「臭い」「汚い」「気持ち悪い」と言われ、避けられた経験が、無意識に思い出されます。（③過去とつなげてとる）

その結果、まだ相手と話してもいないのに、過去の経験とつなげて「この人とは仲良くなれない」「きっと私のことをバカにする」と判断し、相手との間に自ら境界線を引いて「バカにされる自分」と「バカにしてくる相手」と決めつけてしまいます。（④有限化して認識する）

このような認識のクセを持つ脳ですが、どのくらいこのクセを発揮しているでしょう。答えは「いつでも」なんです。そのように脳は、365日1分1秒、寝ているときでさえ、無意識下でもひとときも休まずクセは働いているのです。

だから、部分の情報で判断してしまうし、共通点よりも違いをクローズアップしてみてしまうし、今ここが認識できないからいつも過去の経験で判断してしまう。無限の可能性でみられないから「どうせ私なんか」「どうせあの人は」と有限化して決めつけてしまうのです。これはアトピーさんだけではありません。この脳の認識のクセによって、みんなそれぞれ独自の自己否定、相対比較を展開してしまうのです。

私はこれを知ったときに、脳がないと生きられないのに、脳を頼りに生きることでさまざまな問題を起こしてしまうのだったらどうすればいいのか、と考え込んでしまいました。

問題が根本からなくなる生き方

このように現実を認識する「五感」と「脳」には限界があり、その脳で認識している目の前の存在も絶対に有るわけではない、変化し続けているものです。

私たちを思い込みの達人にしているのは、**「観点の固定」を引き起こしている脳の機能が不完全**だからです。その脳だけを頼りにして生きているから、人生は不信、不安、恐怖が付きまとうのです。でも「**心の機能を使う**」ことで、問題が根本からなくなる生き方ができるようになります。

心とは何でしょうか?認識技術でいう「心」は、多くの方が考えるような思考や感情、つまり「精神」のことではありません。

脳は部分だけを認識し、始まりと終わり、自分と他人、右と左、上と下などのように分けて、さまざまな対称性を生み出し複雑な相対世界をつくります。そしてその複雑な相対世界を認識している主体を「自分」と思っています。周囲に対して承認欲求や相対比較をしながら、可能性にどんどん制限をつけていき、観点を固定して自己否定エンジンであるブレーキを強くしていきます。

反対に「心」は、脳が働く前の世界です。分けられないひとつながりの全体そのもの。心しかないので「1」と表現しています。始まりも終わりもない不変なので、絶対世界とも言います。

「心とは何か」わかりづらいのは、そのように存在でも物質でもエネルギーでもないから、人間の脳では認識することも、イメージすることも、感じることもできない世界だからです。

でも、心をしくみで理解できると、**観点が一切ない心の世界、「本来の心」「可能性そのものの自分」と出会える**のです。比較するものがないから、絶対的な自己肯定を得ることができます。

そうすることで初めて、無意識エンジンの「自己肯定」アクセルを強く踏むことができるようになり、ブレーキ（自己否定）のゆるめ方もわかるようになります。自己肯定がベースになるので、周囲の評価に振り回されたり、相対比較や承認欲求で心がゆらぐこともなくなるので、とにかく生きやすくなります。

脳機能だけを使っていたら、観点を固定して自己否定を強化してしまうので、あらゆる循環が滞って身体にも症状が現れます。心の機能を使えるようにすると、愛が何かもわかるようになります。愛は分けられない、つながったものなので循環できます。

そのためには、分けられない「心」の世界から、「脳の思い込みの世界」が、どのように生まれたのかを知ることです。存在があると思う現実は、心が生み出した超リアルな思い込みの映画を観ているようなものです。お釈迦様が、生まれることも滅することもない「不生不滅」と言いましたが、それと通じますね。「自分が思う自分はない」ということが明確にわかれば、決めつけているものがなくなるのでスッキリします。

心や認識技術についてもっと詳しく知りたいという方は、ノ・ジェス氏のサイトに掲載されているのでご覧ください。(https://www.noh-jesu.com/)

症状によって段階的に体の手当ても必要ですが、大事なのは「自分の認識の変化」です。自分の無意識エンジンを知り、脳のしくみと心のしくみがわかれば、脳機能の外、自分の繭の外に出ることができます。それはもうビックリで、見えているものは何も変わっていないのに、存在は実在しないことがわかるのです。同時に、「すべてから自由になる歓喜」と出会い、今までの思い込みをオールゼロ化して、新しい人生をスタートさせることができるのです。

その時、自己イメージやものごとの観方、現実の生き方が根本から変わり、アトピーは消えていることでしょう。

ではここで、アトピーや病気が大きく改善したお二人のエピソードをご紹介します。

エピソード1

無意識のパターンに気づいた　30代女性

私は幼少期にアトピーを発症し、20代半ばで大きなストレスがかかったことで症状が急激に悪化しました。顔以外のほぼ全身にアトピーが出るようになり、夜も痒くて眠れず、シーツや布団についた血を見て泣きたくなりながら、寝不足のまま朝を迎えるような日々でした。

それでも、何とか薬を使わずに治したいと思っていたのは、家族がステロイド服用のリバウンドで辛い経験をしたのを間近で見ていたからです。

調べるとネット上には、「自分に合ったサプリを飲んで治った」とか「生活環境を変えたら治った」、「化粧品を変えたら治った」など様々な体験談が載っていて、知識がなかった私はそういった情報をいちいち鵜呑みにして、手あたりしだい試して振り回されていました。

そんな時、「本質的な治療をされている」と直感的に目にとまったのがアトピーくらぶれのあでした。店舗に行くと、施術だけではなく体質改善や骨を強くすることについての貴重な情報をたくさん教えてくださいました。

教わった治療法を取り入れていくと、最も酷かった手の甲と手首、足首のアトピーが治り、他の部分も徐々に症状が軽くなっていきました。その後、妊娠を機に体質改善をいったん中断してしまったことで、治りかけていたアトピーが再び悪化してしまったのです。出産後は24時間体制の赤ちゃんのお世話で寝不足が続き、自分の食生活も酷いものでした。そこにアトピーの痒みと痛みが加わり、精神的に崩壊寸前でした。

もちろん、育児が一段落してまた体質改善に励めば良くなるかもしれません。ですが、それが一体いつになるのか、いつまで耐えなければならないのか。そもそもストレスがかかるとアトピーが出るこのパターンに、この先、一生付き合っていかなくてはいけないのか…と考えるほどに絶望的な気持ちになりました。

そんな時、笛木さんから、無意識エンジン発見セッションや認識技術のことを教えていただきました。それを学んでいくうちに、自分はアトピーで苦しんでいたと思っていたけれど、もっと根本的なことで病んでいたことがわかりました。

どんなときに皮膚が痒くなるのか?考えてみると、自分の言いたいことを我慢したり子供が思い通りにならなかったり、外出から帰ってきて緊張が解けたときや、自分の無力さを目の当たりにしたときなどです。

私は事あるごとに「ああ何をやっても上手くいかない」「私なんてダメだ」「我慢して他人の言うことを聞くしかないんだ」と思って過ごしていました。言葉にしなくても自分にとっては当たり前すぎて、それを変えようなどと思ったこともありませんでした。

自分のことは、臆病で引っ込み思案で、なるべく目立ちたくない性格だと思っていました。親にもほとんど反抗したことはなく、人と争うのが嫌いでした。ところが、セッションを受ける中で、小学校低学年のときの話をしながら、この時期に親の仕事でイギリスに住んでいた3年間は真逆の性格だったことを思い出したのです。

自分が正しいと思うことは臆せず誰にでも主張していたし、友達がいじめられたら体当たりで歯向かっていったりしました。アジア人だからとからかわれたときも、笑いを交えて切り返したりもしていて、その頃は親に対しても生意気を言っていたように思います。現地校だったので、周りは肌や髪の色も考え方もまるで違う子ばかりで、他人の目を気にすることなどありませんでした。生き生きと毎日楽しく過ごしていたのです。

ですが帰国後、状況は一変しました。私立の女子小学校に入学したので、皆が同じ髪型に同じ服装で似た顔立ち、校則も厳しく、子供ながらに「ここでは絶対に目立ってはいけない。自分を押し殺そう」そう心に決めたことを覚えています。

そのときから、周りの顔色を伺ったり人目を異常に気にしたり、なるべく人間関係に波風を立てないよう自己主張も控えるようになっていきました。

こうした考えや感情の私のパターンを何度も何度も無意識に繰り返し、身体に溜まったものがアトピーという湿疹として皮膚に現れていただけで、病んでいるのはむしろ精神だったことがわかりました。

自分の考えや感情の出るパターンがわかったので、日々観察し向き合っていくうちに、予想もしていなかった変化が多々起こりました。

以前は、視覚や聴覚などの感覚が敏感で、刺激を受けやすいＨＳＰ、いわゆる「繊細さん」という特性があり、人混みや大きな音が苦手で、外出先から帰るとどっと疲れが出て放心状態になるほどでした。気がつくと大きな音が気にならなくなり、外を歩いていても外的刺激にとらわれることなく気軽に考え事ができるほどになりました。これは自分にとってかなり大きな変化で、それだけでも格段に生きやすくなりました。

また、アトピーを治す目的も変化しました。これまでは、アトピーはとにかく痒いし痛いから消したい、「これさえなければ私は他の人みたいに快適に生きられるのに」と他人と比較し、アトピーという現象だけに着目して否定していました。

でも今は、アトピーを治したいということ自体忘れてしまうほど夢中になれることが見つかりました。かつて漠然と思い描いていた夢が具体的な目標になって、いま私は「生きていて良かった！そう思える人で溢れる社会を作りたい」と思っています。

まずは長いこと我慢や恐怖で蓋をしてきてしまった本来の自分の心を取り戻して、アトピーも卒業して、苦しんでいる人を助けたり希望を発信していきたいです。

自分の無意識のパターンに気づき、本当の自分を知って生きることでアトピーは消える。アトピーの表面的な症状だけをいくら抑え込んでも、内面が変わっていなければ、何度でも再発してしまうから、本気で治そうとするなら、心と身体の両方の根本的な治療が必要だと、身をもって思い知ることができました。

エピソード2 自分の人生を歩むと決めた 50代女性

私は二年ほど前から、背部、脇腹、股関節など体のあちこちに痛みが出始めました。パソコンの前に集中して座る時間が長く、歳のせいもあるのかと思い、ヨガやストレッチなどで身体を動かしたり、自然療法や整体で様子を見ていました。それから一年半くらい経ったころ、ラジオ体操で片足飛びができないことに気づき、ただの老化ではない異変を感じました。

急激に筋力が落ち、痛みも増していたので病院を受診しましたが、原因はわかりませんでした。次第に症状は悪化し、トイレ以外は一日中寝て過ごし、動くと吐き気を催すようにもなりました。このまま食べなければ死ぬるのでは…と思いました。

そのころ友人の紹介で「れのあ」と出会い、調べていただくとビタミンDが殆ど無く、ミネラルバランスは栄養失調程に崩れている。レントゲン写真を見ると、骨は透けて輪郭も溶けて丸くなっているほど重症の骨粗しょう症とわかりました。原因は私が肝炎の既往がある上、厳格な菜食であるためだろうとのことでした。

菜食をやめなければならない…これまでの「私」がすべて否定されたような、言い表しようのない悲しみが溢れてきました。でも、何がこれほど私を悲しくさせるのだろうと、理由を遡ってみることにしました。

まず5～6歳の頃の出来事を思い出しました。私の両親はクリーニング店を営んでいたので朝から晩まで忙しく、幼い私は母のそばにいたくて仕事場へいくと、いつも「あっちへ行ってなさい」と言われる寂しい毎日を過ごしていました。

ある時、店の片隅に小銭を見つけ、親に黙ってそれを持ち出し、一人で大好きなビニール風船を買いに近所のお店へ行ったのです。帰宅すると両親は私を食卓の前に座らせ「お前のしたことは泥棒のすることだ」と厳しく叱りつけました。

そのとき私は罪悪感もあったのですが、それよりも悲しい気持ちの方がずっと強かったことを覚えています。忙しい母に「淋しいよ」「お母さんと一緒にいたい」「これが欲しい」と、自分の気持ちを言えずに胸の奥にギューッと押し込めていました。

こんな経験を繰り返して、私は話すのが苦手で、よく誤解されるという学生時代を送るようになり、人間関係でストレスをため、過食になり、肝炎、鬱病にもなり、どんどん自信のない私になっていきました。

そんな自分を改善したいと思っているときに、マクロビオテックという食事療法の世界観と出会いました。食事を菜食に変えると鬱はよくなり、「この食事さえしていればもう鬱になることはない」。そして感情の浮き沈みがある度に、より菜食を極めて食事に制限をかけ、感情の起こる原因を見ることはしませんでした。

こんな背景があり、いつの間にか菜食に寄りかかる人生になっていたので、菜食をやめることは、私にとって恐怖であり悲しみなのだとわかりました。さらにこの悲しみの背景にある原因を発見するためにセッションで紐解いてもらうことにしました。

私の無意識エンジンを元に悲しみの原因をみていくと、幼い頃に淋しさを表現することができなかったという、一見だれにでもあるような出来事が、のちに過食することで解消するパターンを生み出し、過食が肝臓に負担をかけ、肝臓の働きが悪くなることで心が病み、その心の病を今度は食事を制限することで解消し、人体を支える骨まで傷めてしまうことになっていたのです。

た機械的条件反射を繰り返しながら、自分の映画の中で生きているアバターであり、ロボットだということを知りました。

だから、どこにいてもどんなに学んでも、同じことを繰り返し、無意識にずっと承認欲求をし続けてきたことがわかりました。

「私の中の心の闇はいったい、どこから来たのか」

マザー・テレサはこの質問を神に問い続け、心の闇を抱えたまま逝ってしまいました。でも、私は自分が心の闇をつくっていたことに気づき、この闇があったからこそ、光の部分もつくれたとわかったのは、心のしくみが理解できたからです。

人間はみんな繭の中、1分1秒も誰とも出会ったことがない。誰かと出会って「誰かが私をわかってくれる、わかってほしい」と思っていたことが、そもそも間違いだったと知った時は絶望のように感じましたが、不思議と安心もしました。

求めなくてもいいものを求め続けていたことを知った時、心の奥深くに潜んでいた不安がなくなり涙が頬を流れました。そして私だけが孤独で寂しいわけじゃないということもわかりました。

心のしくみを理解すれば、真実は体の自分ではなく、無限の可能性そのものが本当の自分だということがわかります。現実は、その本当の自分が楽しむために観ている映画であり、体の自分がアバターだとわかります。

そして、現実という映画の中で勝手に相手を存在させ、勝手に解釈し、相対比較や承認欲求をして、相手や自分を責めて苦しむこともわかります。

私は60年以上、自分の思い込みの中で生きてきました。私を愛さなかった母というのも私がつくり上げてきた泡沫《うたかた》、思い込みです。この宇宙のロゴスを体系化した認識技術は私の人生を180度変えてしまいました。何千万円と投資してもわからなかった真理がここにありました。

この認識技術を開発したノ・ジェス氏は韓国人ですが、ジャパンミッションを語ります。日本は、明治維新で武士の命とも言える髷《まげ》と刀を自ら捨て、西洋文化を受け入れました。そして1945年8月15日の終戦記念日は、日本の敗北を意味しているのではなく、人類の未来まで見据え、戦争の連鎖を止めた日本の偉大な決断を示す日だといいます。

豪雨のような焼夷弾にさらされ、2つの原子爆弾を落とされても、人類の未来のために日本のすべてを捨て、アメリカを恨まずむしろ愛そうとする武士の精神。その深い精神性である「決断と覚悟は、唯一無二だ」と聞いて歴史と自分がつながりました。

そして、なぜ私が旅先に戦争と関係する所ばかりを選んできたのかもわかりました。「自分たちの死をムダにせず、必ず平和で美しい時代をつくってくれ」と国のために、戦争で死んでいった先人たちの決断と覚悟の上に私たちは生きている。ただ生きるだけではダメなのです。

幼い頃に抱いた故郷新潟のイメージ、自己主張できない日本人の情けなさや暗さは溶け、私の中に日本人としての誇りが芽生えました。日本の偉大な海に抱かれていることを知り「日本という母に包まれ、愛されてきたこと」がわかり心から癒されました。

マザーと同じように心の闇をつくって生きてきた私。

母に守られなかったと思い込んだ私は、自分で自分を守ることに精一杯でした。自分がやりたいと頑張ってきたことは、結局は承認欲求のための努力だとわかりました。

無意識でしたが、愛してもらい認めてもらうための対象を存在させ、その欲求を満たすことに必死でした。でも存在がアバターだと理解できれば、すべては自作自演の物語であり、ポジション、配役として楽しめることがわかったのです。

それだけではありません、いま私には心強い仲間がたくさんいます。共通認識ができる安心の仲間です。その仲間たちと共に、認識から病を治す「Rクリニック」という新しいクリニックをつくりました。

ノ・ジェス氏から、こんな応援メッセージもいただきました。

「ワクワクしなかったらそれは認識疾患という病気です。認識疾患は周りの人もワクワクさせないようにする何よりも恐ろしい伝染病だから、もし今あなたがワクワクしていないのなら、ぜひRクリニックに連絡してみてください」。

あなたの認識が変われば観える世界が変わり、人生は大きく変わります。

もう私の中に闇という虚無感はありません。寂しかった女の子は、寂しい人の肩を抱いて寄り添うことができています。

心に深い闇を持った私が、安心の海の中で繰り広げる世界初の認識医療にチャレンジすることを後押ししてくれた方々には感謝しかありません。

一人の変化から希望の未来をつくることができます。ぜひ思い込みの枠の外に出て、身体と心を健康にして、本当の自分の人生を生きるチャレンジをしてみませんか。

私を助けてくれた女医の長岡先生と未来技術があなたを待っています。最後までお読みいただきありがとうございました。

最後に、本書の完成まで、寄り添い励ましながらお力を貸してくださった中谷編集長と清水瞳子さんに心からの感謝をお伝えし、筆を下ろします。本当にありがとうございました。

２０２４年2月

笛木 紀子

人生は美しい！　生きることは素晴らしい！　君はいつも病気のことばかり考えて、暗く、うつむいている。それじゃあ、いけない。

人間には「死ぬ」ことと同じくらい、避けられないことがあるんだ。

それは「生きる」ことだよ。

チャーリー・チャップリン

笛木 紀子（ふえき のりこ）著
株式会社レノアコーポレーション代表
アトピーくらぶ れのあ所長
R クリニック事務長
エステティシャン時代に重度のアトピーの女性と出会い、衝撃を受ける。その後サロンを経営、自身や長男もアトピーになったが、薬ではない独自のメソッドを開発し症状の改善に成功。以来 38 年間、重度のアトピーを専門に体質改善の指導や手当を行う。モスバーガーやエイベックスと共同での商品開発や神奈川大学陸上競技部駅伝チームの食事管理。岡山大学名誉教授田中英彦氏、倉敷芸術科学大学副学長川上雅之氏らと共に研究を行い、2009 年に論文「アトピー性皮膚炎患者に対する体質改善の試み」を発表。2021 年からアトピーの根本原因を解明する認識技術を取り入れ、病気をしない生き方を提案・指導している。
アトピーくらぶ れのあ https://renoa.co.jp/

長岡 美妃（ながおか みき）監修
Rクリニック院長
1996 年東京女子医科大学医学部を卒業し、同病院の消化器外科に医師として勤務。癌治療の手術をメインとした外科の仕事を通して、切除したはずの腫瘍が再発転移を起こすことに直面し「病の根本原因を知る必要がある」と本格追究を始める。この現代医療の壁を超えるべく、医療現場他あらゆる研鑽を重ね 2012 年「nTech」という認識技術と出会う。以来、人間の認識から病の医療革命を起こすべく講演活動する傍ら、2024 年 1 月「R クリニック」を開院し、病を本質から治癒する新しい医療を目指す。
R クリニック https://rclinic-ninshiki.com/

心のしくみがわかったら
すっきり アトピーが消えちゃった！

発行日　2024 年 2 月 20 日　初版発行
著　者　笛木紀子
監　修　長岡美妃
発行所　株式会社ＮＲ出版
〒 150-0032 東京都渋谷区鶯谷町 18-1
TEL03-6416-0665　FAX03-4540-1181
発売元　株式会社星雲社（共同出版社・流通責任出版社）
〒 112-0005 東京都文京区水道 1-3-30
TEL03-3868-3275　FAX03-3868-6588
カバーデザイン・イラスト　桑山実
印刷・製本　シナノ書籍印刷株式会社

ISBN:978-4-434-33055-1　Printed in Japan

幼いころの淋しさを我慢して我慢して、骨がボロボロになるまでこんなに頑張ってきた自分が愛おしくて堪らなくなり、今までいかにブレーキをかけて生きてきたのかに気づくことができました。自分を動かしているエンジンやパターンを明確に理解することで、これまでの自分の人生全てがつながり、偏った認識という壁を壊すことで、心と体の循環が起きたのです。

私は本当に治るのか?治るまでにどのくらいの時間と費用がかかるのか?その時間と費用を投資して治ったとして、そこまでして生きて私は一体何をするのだろう?

そんな混乱一つ一つが整理され、生きる意志が溢れてきました。やっと治療を決断しました。サプリメントと細胞活性の集中治療を開始し、当初の見解では3ヶ月でやっと変化がみられるだろうと言われていましたが、10日間で劇的に改善し、わずか1ヶ月で痛みは完全に無くなりました。6ヶ月経った現在も持続しています。

この経過を通して、人はパターンを脱し囚われから解放された時、はじめて真の人生を歩む決断ができ、そこから病は治癒へと向かうのだということを学びました。

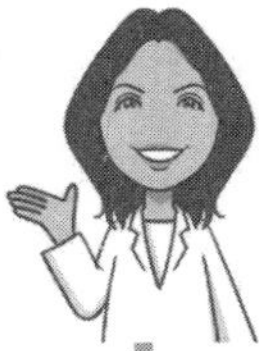

◆Drコメント◆

人はなぜ病気になるのか。これは医者である私も当然ながら長年追究していたので、その答えを知ったときに驚愕しました。人は誰もが鳥籠の中にいる鳥のような存在です。まずは身体という小さな入れ物に閉じ込められ、さらに自らの観点に閉じ込められています。その中でいつも同じパターンを繰り返していった結果、目に見える形として「病」が現れてきたのです。このパターンからいかにして解放されるのか答えはすでにあります。

Part 6

医師に聞く「病の本質とは」

医師の視点からみた現代医療

笛木　ここまでのお話で、アトピーだけでなく病気には共通している根本原因があることが、おわかりいただけたのではないでしょうか。ここからは、私の尊敬している長岡美妃先生（以下みき先生）に、「人間はなぜ病気になるのか」ということをお聞きしたいと思います。

みき先生は、病の本質や人間の本質について追究されているお医者さんの一人です。「人間が心身ともに健康になるにはどうしたらいいのか」、日ごろアトピーさんから質問されることなどを参考に、アトピーさんの気持ちになってお聞きしたいと思います。よろしくお願いします。

長岡　はい。人間が心身ともに健康になる道についてお話しさせていただきますね。それはアトピーを患っている人だけでなく、すべての人に当てはまる話にもなります。

私が医師になった29年前、世界では、あと10年もしたら癌は治る病気になると言われていました。

それから29年たった今も、未だ癌の特効薬などは生まれず、癌で亡くなる方は年々増えています。また、世界的に難病も増えているのが現状です。

どんな人も病気になると、「元の体に戻りたい」「健康になりたい」と願います。私も医療現場の中で、そんな患者さんの切なる願いをたくさん聞いてきました。まずは一人の医師の視点から、現代医療の限界をお話ししたいと思います。

私は1996年に東京女子医科大学を卒業し、外科の医師として癌治療に従事していました。しかし、そこには現実の壁があることに早々に気づき始めていました。癌を取り除く手術をどれだけ完璧にしても、再発転移を起こし再び病院に戻ってくる患者さんは後を絶ちません。そして最後にはなす術もなく亡くなっていくというのが現実でした。「おかしい、病気を治すために医者になったのに、実際は治していない…」そうした現実を突きつけられました。

そんなある日、転機が訪れます。それは、私が医師になって3年目の時でした。6歳下の弟が「潰瘍性大腸炎」という難病になってしまったのです。

難病とは、現代医療では治らないと位置付けられている病気のことで、潰瘍性大腸炎は自分の細胞が腸粘膜を攻撃して潰瘍をつくる病気です。軽症、中等症、重症、劇症型と重症度にランクがあり、弟はいきなり発症してしまう劇症型でした。

内科的治療では症状のコントロールが効かなくなり、大腸全摘術という手術に至りました。病床で弟は言いました。

「俺は死ぬのか、なんで俺はこの病気になったの。お姉ちゃん、医者なら教えて」。私は何も答えられませんでした。

この弟からの「質問」は、私が日々病棟で患者さんに問われてきたことです。

「先生、病気の原因は何ですか?」

「私は何をしたから、こんなことになったのですか?」

「どうしたら私は治るのですか?」

私はいつも答えられないでいました。そして忙しい日常を言い訳にして、その問いから目を背けて走っていた自分を顧みることになります。「医者なら教えて」という弟の言葉が私の心に深く刺さり、「病気の本当の原因とは何か」さらには「人間が生きるとは、死ぬとは何か」を知らなければいけないと思ったのです。

そこで、まずは現代医学の中で答えを探しました。

医学は生命を扱う学問です。現時点での生命の考え方は、「生命の最小単位は細胞である」というところから始まり、病とは細胞の変性と考えます。なので、まず知らなければならないことは、「細胞は何か」となります。そして、その細胞が「なぜ変性してしまうのか？」を知る必要性があるのです。

治療と治癒の違いとは

笛木　私もいろんなところに出向き、たくさんの治療家に会い、手探りでやってきましたが、その根本原因まではどなたも答えを持っていませんでした。まず伺いたいことは、治療と治癒の違いです。

長岡　治療と治癒の違いは明確です。治療は、外的刺激を与えて症状を軽くする行為です。治癒は自らの内から働きがあり、自然の状態に戻ることです。

癌治療に長年携わっていると、稀に末期の癌が自然縮小し完治するという現象に出会います。彼らに共通していることは、「認識の変化」です。その変化は、病の受け入れから生じる時もあります。自分の限界を突破した瞬間に起こる時もあります。また病のことなど忘れ、無我夢中で何かに打ち込んだ結果、起こる時もあります。

笛木　奇跡的に治ったという話は聞きます。でも、私のところにいらっしゃるアトピーさんに、奇跡が起きるかもしれないと言ってすすめるわけにもいかないので、いらっしゃる皆さんには奇跡ではない方法を伝えてあげたいと思います。

長岡　治癒というと、これまでの科学では解き明かせていなかった「心」をみる必要があります。現代医学は二元論の学問の上に成り立っていますが、真実は「心」だけがある、一元なのです。そして心から、どのように現実の多様な存在が生まれたのか、その明確な理解に立つことが治癒の第一歩となります。

笛木　一元の理解とはどういうことなのか、アトピーさんにわかるように話していただけますか？

存在は無いところから有るようになった

長岡　それは「1」を理解することです。そして「1」がわかれば、病の本質もみえてきます。「1」とは何でしょう？

目の前のスマートフォンは1個。私の身体も1つですが、境界線があるから1個のように見えます。でも分解していけば1個ではありません。中を見たら部品がたくさん、人間も臓器などバラバラにたくさんあります。この世界には1個と思ってもそれはどこまでいっても「1」ではないのです。つまり、「1」は存在ではなく、「存在の無いところ（無）」となります。

そしてすべての存在は「存在の無いところ（無）」から有るようになったのです。細胞もはじめからあったわけではないですよね。細胞が無いところ（無）から有るようになったのです。

笛木「無いところから、有るようになった」というのは納得できます。それと病気とは、どのような関係があるのでしょう？

長岡　細胞は「無い」ところから「有る」ようになりました。細胞だけではありません、目に見えない考えや感情、そして病気も、それらが「無い」ところから、「有る」状態になるのです。

しかし**人間の認識は「無い」ことがわからずに、「有る」を大前提**としています。私たちの知識の基本である学問も、当然ながら存在が「有る」ことを前提として、その存在がどのように変化するのかを取り扱っています。

本当は存在が生まれる前、存在の「無い」ところがどんな状態なのかわからなければ、なぜ「無い」ところから存在が生まれ、その存在が変化してしまうのかという「プロセス」「しくみ」がわかりません。

しかし逆を言えば、その「プロセス」「しくみ」がわかれば、細胞が変性してしまう原因が見えてくるということです。

笛木　ではなぜ私たち人間は、今まで、存在が「無い」という状態もわからなければ、存在が有るようになる「プロセス」も「しくみ」もわからなかったのでしょう？

脳は結果しか見ることはできない

長岡　脳の機能に限界があるからです。笛木さんもご存じの通り、人間の脳は①部分だけを取る②違いだけを取る③過去と繋げて取る④有限化させて取る、という4つの機能的特徴があります。その限界があるために「無い状態」、「無から有」のプロセスが認識できないのです。

病とは、無から有のプロセスで歪みが起こった結果です。脳は歪みの結果だけを捉え、それを病と名付けます。しかし原因は脳で捉えることのできないプロセスにあります。ならば、脳の機能のリミットを外せば、「無」の状態を知り、また無から有のプロセスを観ることができるようになるということです。それができるようになった時、病はプロセスをたどれば自分で解くことができるものとなります。

笛木　しくみを知れば、病気は自分自身で治せるようになるということですね。そして、ゆくゆくは病気にならなくなる。私は、病気のない世の中をつくりたいと思っていたので大きな希望です。

ただ、身体に病気がなくても苦しくて自殺してしまう人もいます。私の知り合いにもそういう方がいらっしゃいました。精神的な病です。「苦しみ」はどこから来るのでしょう？

脳ではなく心機能を使う

長岡　苦しみは「考え」からきます。世の中をみてみると、人々は皆苦しんでいますね。大変な経験をしたから苦しいのではなく、その経験の解釈によって苦しんでいます。同じような経験をしても、それをバネにして更に成長していく人と、それにより無気力になったり悲しみから抜け出せない人がいるのは、実はできごとに対する解釈の違いにあるのです。

解釈は脳で行います。そしてその脳は常に働いています。脳は常に相対比較、善悪、損得、好き嫌いを考えて休む暇がありません。そうして人間は常にストレスやプレッシャーを自らつくり、自らを傷つけているのです。

笛木　脳が働けばストレス・プレッシャーを受けるというのなら、いつも寝ているしかなくなりますね。どうすれば、考えから自由になれるのでしょう。

長岡　実は、寝ても死んでも脳のストレス・プレッシャーからは自由になることはできません。寝ている時に夢を見るというのは、まさしく寝ても脳が働いていることの証拠です。これは身体が死んでも同じことが言えるのです。

ここで大切なことは、人間が2つの機能を持っていることを知ることです。それは「脳機能」と「心機能」です。脳機能は今まで話した通りなので、これから心機能について語っていきましょう。

例えば、生まれたての赤ちゃんを見て「愛おしい」と感じることがありますね。それは脳で計算して感じるものでしょうか?愛おしさとは、脳ではなく心が直観しているものです。また瞬時に判断をする時、そこに損得、善悪などの判断が介在する時間はあるでしょうか?「火事場の馬鹿力」という諺があるように、**脳を超えた力が働く時、それは心機能が作動している**ということなのです。

笛木　脳機能を使えばストレス・プレッシャーをつくり出すのだから、心機能を使うのがいいということですが、どうすれば心機能を使えるようになるのでしょう？
「愛おしい」と認識するのは瞬時だし、火事場の馬鹿力もいつだって使えるものではないですし…。

長岡　心機能をいつでもうまく使えない理由は、脳機能と心機能をごちゃまぜにしてしまっているからです。脳機能をブレーキとしたら、心機能はアクセルです。ブレーキとアクセルを同時に踏んでしまったら、車は思うように動きません。それと同じことです。だから思うように生きられず感情体が傷つき、たくさんのあきらめ、挫折、屈辱をさらに感情体に溜め込んでしまうのです。それが、**私たち人間の現在地**です。
では、脳機能と心機能を分けられたらどうでしょう。心機能であるアクセルを思う存分に踏んで、楽しいドライブができると思いませんか。

笛木　確かにそうですね。やりたいと思ったことでも、過去の失敗や嫌なできごとを思い出して躊躇してしまうことはよくあります。火をつけながらも水をかけるようなものですから、それでは完全燃焼とは程遠く、すっきりしない状態でたとえ成果を出せたとしても心から楽しむことはできません。これはアクセルとブレーキを一緒に踏んでしまっているからですね。

長岡 はい。もしアクセルだけを踏むことができれば、やりたいと思ったことを迷いなくチャレンジできます。すると毎日がチャレンジの連続になりますよ。

病の根本原因はアイデンティティ

長岡 では、病の原因に入っていきましょう。アイデンティティという言葉を聞いたことはありますか？

笛木 はい。一般的には「自分は自分であると自覚すること」というのがアイデンティティの定義です。

長岡 そうですね。もっとわかりやすく言えば「自分が自分自身をどう思うのか」です。これが病の原因に直結している証拠をお話しましょう。

図の矢印のように、**全てはアイデンティティから出発して、私たちの精神や身体に作用しています。**それは常に休むことなく細胞まで繋がって影響を与えているのです。

自分の細胞はアイデンティティの塊だと思ってください。「自分が思っている自分」、それを形化したのが細胞なのです。

笛木　細胞とアイデンティティは直結しているのですね。では、「自分が自分自身をどう思うか」はいつ決まったのでしょう。誰かから決めつけられたのでしょうか。それとも自分で決めつけたことなのでしょうか。

長岡　この世界であなたのことを決めつけることができる人はたった一人、「自分」だけです。**自分が自分自身を「こういう人間だ」と決めつけた**のです。それも0～6歳までの未熟な判断基準しか持っていなかった頃にです。

一人の癌サバイバーの人を例としてあげましょう。

その人のお父さんとお母さんはとても仲が悪く、子どもの頃からお父さんとお母さんが喧嘩しないようにいつも良い子でいようと決めていました。なぜなら二人の喧嘩の原因は自分だと思い込み、自分が原因で両親のどちらかがいなくなってしまうと、子ども

構造でみる精神と体の関係

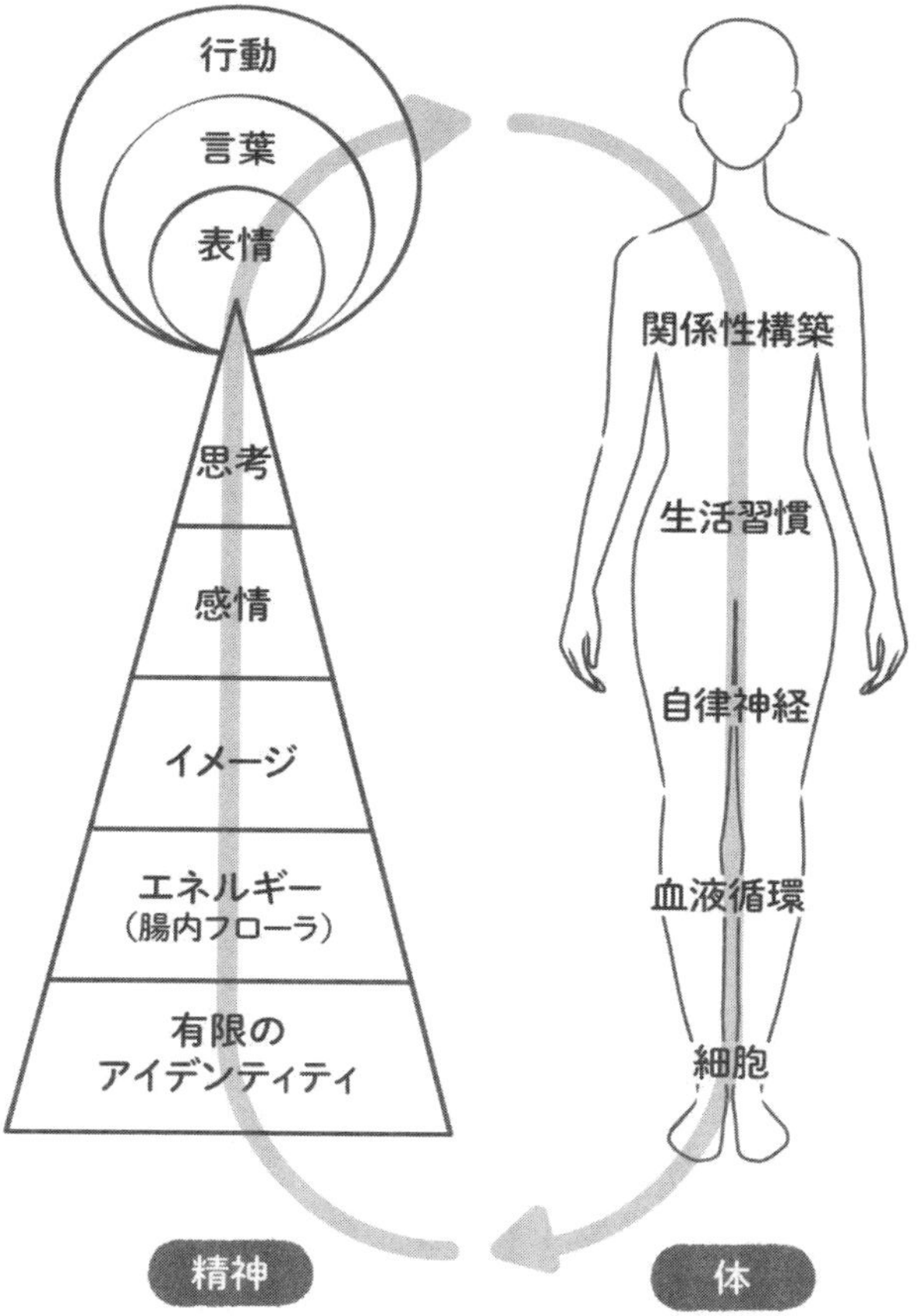

©Noh Jesu

である自分は生存の危機に晒されることになると思ったからです。

子どもにとって親の庇護はとても重要であり、それを奪われることは死を意味するほどの恐怖です。だから彼は、幼いながらも未熟な判断基準を使って一所懸命考えたのです。「僕が良い子でいれば、お父さんとお母さんはケンカしなくて済む」と。

わがままを言わず欲求を抑えて良い子でいるというその決断は、彼の細胞全てに伝達され、細胞は彼の決断に従うようになります。

彼は自分の生存を賭けてブレーキ（脳機能）を思い切り踏んだのです。そのブレーキを外す術もなく、彼は人生を過ごします。学校に上がっても、社会に出ても、恋人ができても、結婚しても、どこに誰といようとも、自分で決めたアイデンティティ通りに振る舞うのです。

このアイデンティティは自分を抑圧し、騙し、本当の自分（心）との軋轢《あつれき》を生じさせていきます。そしてある条件が揃った時、それは目に見える形として、細胞の変性がおこり「病」となって出てくるのです。

笛木　アイデンティティが病の根本原因であるということですね。それを変化させるために、いろんな心理療法や認知療法などでも、「見方を変えてみよう」「思い方を変えてみよう」「自分はできる人間だと言い聞かせよう」などと言われています。

そのようなことでしょうか。でもそれで治癒が起こるのなら、もっと治癒している人が多くてもいいように思います。

自分の思い込みから出る方法

長岡　アイデンティティを変えることは簡単だと思いますか?アイデンティティは、無意識と呼ばれる層のさらに深いところにあります。それは生存意志に繋がっているため、変化させることは不可能に近いくらい難しいのです。

じゃあ、どうすればいいのか?アイデンティティの根っこを見つけて、それを引き抜く作業が必要となります。そうしなければ、まるで芋づるのように次から次へアイデンティティにまつわるものが張り付いてきて、根本解決することはできないからです。

長岡　自分がアイデンティティという繭の中に入っていると想像してみてください。誰もがそのアイデンティティの繭の中の蛹《さなぎ》のような存在です。

では、0〜6歳の間に決まるアイデンティティはどのようにできたのでしょうか。

自分という意識は「体」という繭の中にいます。生まれた瞬間から体という繭の中なので、「体」と自分を一心同体化してしまい「体が自分」だと思い込みます。

その体の自分の周りには家庭という繭があります。その家庭は地域や国という繭の中にあり、地域や国は時代や文化、文明という繭の中です。体の自分が何重にも繭をかぶって、アイデンティティをつくり出したのです。

だから考え方を変えようと、思い方を変えようと、また家族関係の整理をしようとも、この分厚い繭は解かれることはないのです。

笛木　繭の中で小さく埋もれているのが自分のアイデンティティであることはわかりました。それほど分厚い繭から自由になるためには一体どうしたらいいのでしょう?

長岡　繭をすべて脱げばいいのですが、その脱ぎ方が重要です。繭は、二段階に分けて脱ぎます。

アイデンティティの繭の中にいる自分

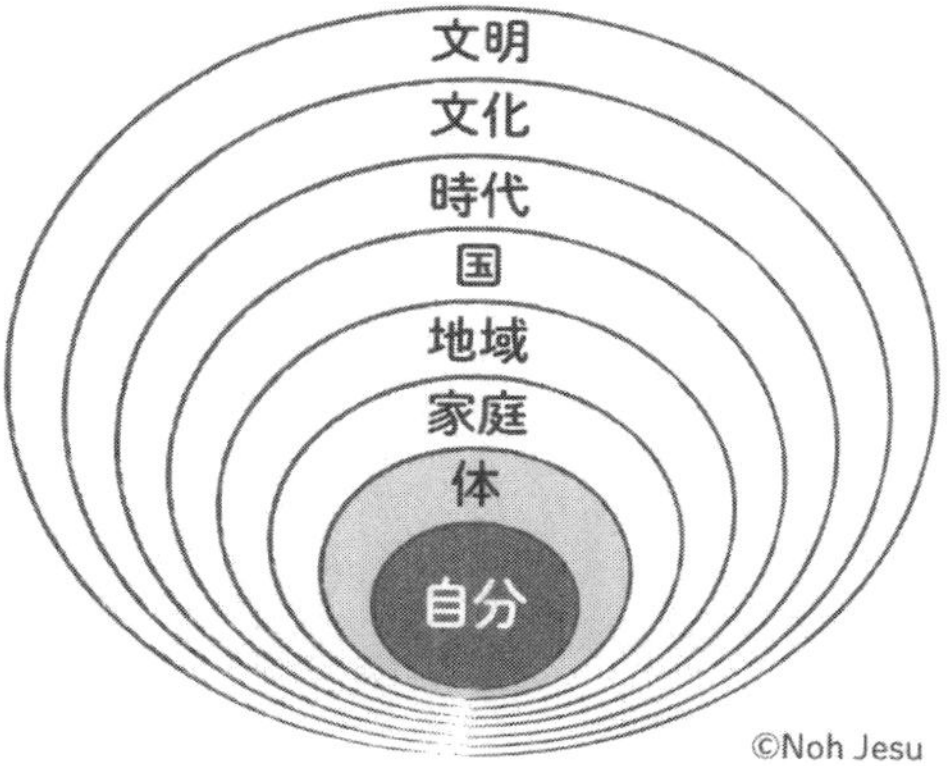

まず一段階は、自分のアイデンティティ（繭）がどんなものなのかをしっかりと知ることです。これは「無意識エンジン発見セッション」ではっきりと見えます。これがわかるだけでも、ブラックボックスの中を見たようで「なぜ自分がそうするのか」が納得できます。

しかし、わかったから終わりではありません。アイデンティティ（繭）から抜け出さないと、病気になるエンジンは止まりません。蛇口を閉めないと水が止まらないように、無意識で発動しているエンジンも、しっかり止めなければなりません。

このエンジンを止めるのはなかなか大変です。アイデンティティを脱ぐということは、これまでの自分を脱皮することでもあるので怖くて不安にもなるし、執着もします。

今まで治癒が起こらなかったのはアイデンティティが脱げなかったからだという結論だけでも、アイデンティティを脱ぐということがどれだけ大変なことかわかるでしょう。

人間は自分が思っている以上に今までの自分に執着や愛着を持っているものです。それが嫌だと顕在意識では思っていても、なかなか手放せないのが人間の性《さが》でもあります。

「これだけは譲れない」「これを手放したら自分が自分でなくなる」という言葉をよく耳にします。それは一見すると軸がある人という見え方もします。しかし、それすらも手放す勇気と決断が必要なのです。

笛木　勇気と決断というと、何だか精神論のように聞こえますが、それで分厚い繭が脱げるのでしょうか。

長岡　勇気と決断は最終段階です。まず繭を脱ぐためには、繭ができる「しくみ」を明確に理解することです。

では、繭は「無いところ」からどのようにして有る状態になったのでしょう。

これは先ほど話した無（非存在）から有（存在）の話と通じますね。この「しくみ」を100％理解できたら、認識が180度ひっくり返ります。それは一言で言えば**「自分と自分の宇宙は実在しない」ことがわかる**ということです。

笛木 ちょっと待ってください。繭のできる「しくみ」を理解したら、自分も自分が観ている宇宙も消えちゃうのですか？話がぶっ飛びすぎますよね。

長岡 はい、ぶっ飛んでいるように聞こえるかもしれませんが、それが事実です。

そしてそれを受け入れられるかどうか、つまりそれを明確に理解できるかどうかが、アイデンティティの繭を脱げるのかどうかに繋がります。感覚ではなく、「しくみ」で理解することが重要です。理解すれば、感覚が開きます。

真実を知れば、有も無もどっちから観るかの違いだけだとわかります。今までと違う観方をしてみようと本気になった時、病も何もなかったという感覚と出会うことでしょう。

笛木 私が今まで探究する過程で出会ったカウンセリングや心理学でやってきたことも、自分でアイデンティティの殻を脱ぐための作業だと思っていましたが、もっと深いことをおっしゃっているのですね。

長岡　そのアイデンティティの殻を脱ぐ究極が、存在するという前提、存在認識を超えることです。存在認識を超えられれば、何にも縛られることのない大自由な無限の可能性そのものの本当の自分と出会えます。それは歓喜そのものです。

「存在しないのだから人間でもない。人間でもないのだから、病気もない」と、**徹底的にアイデンティティをほどくことが必要**なのです。

よく自分自身から自由になるためにバックパッカーでいろんな国に行く人がいます。その人たちが言うことは、「どんな国に行っても結局自分は自分なんだよ」です。

そして緩和ケア病棟で、ある患者さんが言いました。「私は、二年前に癌の告知を受けた。その時から私は癌患者になった。この癌患者という決めつけが私を苦しませた。癌の告知を受けるまでは、私の体に癌はあったかもしれないけど、私は癌患者ではなかった。私はこの2年ずっと思っていた。この癌患者だという呪縛が解けた時、私は治るんだって。でも呪縛は解けない。だから私は癌患者として死んでいく。悔しい」。彼女は真実を語っていました。

その呪縛を解くには、「私は存在している」という認識を断ち切ることです。**アイデンティティ（繭）は存在の繭**だったのです。

存在すると思った瞬間に、幾重にも重なる分厚いアイデンティティの繭の中に入ります。でも「認識が存在させている」しくみがわかれば繭から出ることは簡単です。そして繭から出たら自由そのものです。

真実を知って心身を健康に

笛木　「存在」を疑うなんてことは今までありませんでした。でもあらゆることの大前提をひっくり返した時に治癒の道が開かれるのですね。

長岡　そうです。問題が解けない時には、大前提を疑うということが必要です。

「存在していない」ことを脳が納得できた時、脳はもうブレーキをかけなくなります。脳がおとなしくなるわけです。脳がおとなしくなった時、代わりに前面に出てくるのがアクセルである心機能です。可能性の塊のあなたは、いつも力を発揮することができるのです。心機能は歓喜エンジンを回し、その歓喜のエネルギーが絡まって固着した病をほどきます。これが奇跡的治癒の「しくみ」です。

この世界を大きな視点から見てみた時、全てが愛であることに気づきます。一見すると病はアンラッキーなできごとのように思えます。しかし私たちの人生は何のためにあるのでしょう。アイデンティティという繭の中でどうにかやりくりして1分でも1秒でも長く生き延びるためでしょうか。

違います。本当は何にも縛られることのない大自由の自分であること、無限の可能性そのものの自分に気づくこと。それに気づくためのできごとしか起こっていないのです。病もその役割がなくなったら終わります。

それが理解できたとき、命は長生きのために使うのではなく、命以上の精神のために使うのだということがわかります。命以上に大切なものに一所懸命になって生きた時、病は病ではなくなるのです。

最後に私の尊敬するエドワード・バッチ博士の言葉を紹介します。

「私たちは、自分自身の魂の命令にだけ従い、環境や他人に左右されないように個性を伸ばしていき、世俗的な束縛から自分を自由にしなければならない。

どんな時も、舵を他人の手に委ねてはいけません。自分の行うことすべてが、すべての行為が、いやそれどころか、考え一つ一つが、自分自身から発せられ、それによって自発的に、全く自発的に生き、人を助けられるように、絶対的で完全な自由を得なければなりません」。

笛木　「病は愛」なんですね。真実を知った時、その言葉の意味がわかるのだと今は理解できます。

私は一人でも多くの方々の心身を健康にしていくお手伝いをさせていただけることに感謝して、これからも追究していきたいと思います。みき先生、素敵なお話をありがとうございました。

最も大事なことは、人生を楽しむこと、幸せを感じること
それが全てです。

オードリー・ヘップバーン

おわりに
「笛木紀子」人生ストーリー

最後までお読みいただきありがとうございました。誰もが自分の人生ストーリーを生きています。それは与えられたものではなく、自分でつくり出した物語です。

その物語をどんなストーリーにしたいのか、現実のしくみがわかれば自ら設定して綴ることができます。最後に私の拙い物語をお聞きいただければ幸いです。

現実で見せる光と心の闇

私はある時、気づきました。実はマザー・テレサと同じ道を歩いていたのです。図々しいことを言っていると思わないでくださいね。彼女の苦しみは私の苦しみでした。

マザーは献身的な人でした。私も「アトピーくらぶ れのあ」の経営者としてアトピーの方の役に立つことで社会貢献しようと38年間頑張ってきましたが、私がマザーと同じだと言いたいのは、そんな観点からではありません。

皆さんは、ご存じでしょうか。彼女が、とてつもなく大きな心の闇を抱えていたことを。1979年にはノーベル平和賞に輝いたマザー・テレサ。

神のために全てを投げ出し、神の代理として自己犠牲の精神で社会的弱者の救済に尽力する彼女の姿は、多くの人には「ただ使命のためにだけ生きる聖人」に見えていたことでしょう。

でもそのまばゆい光の影で、人々の期待を裏切ってはいけないと、必死に心の闇を抱えながら生きていたのです。自分に自信が持てず、神さえも不信したマザー。

私も不信や不安がぬぐえず、安心を求めても根幹になかなかたどり着けない状態にいました。そんな私も、傍から見れば、女性経営者として立派なキャリアを持ち、光を放っていると言われてきました。でも、その内面は深い闇に溺れまいと必死にもがいている。このように外見と内面に大きな二面性を持っているのが、マザーであり私だったのです。

幼い頃のできごとが、私を寂しい女の子にしました。

高校生になっても、社会人になっても、私は寂しい女の子のままでした。

幼い頃につくってしまった心の闇に支配されてずっと生きてきました。

私は闇から逃れるために、人一倍頑張っていろんな努力をしました。そして社会的な立場を得て、人が羨むという光を放っても、私の心の闇は消えてはくれません。いつしか、この光と闇の両方あるのが自分となっていました。

光を放てば放つほど、より深くなる心の闇。そんな私が、アイデンティティを手放すしくみをどのようにして見つけることができたのでしょう。

1959年（昭和34年）、私は新潟の雪深い地域で生まれました。なんとなく一年中暗く、人の心もまるで雪に閉ざされているかのようで、自己表現できない日本を代表しているようなところだと思ってきました。

私が1歳の時、父が生死をさまようほどの大病をし、その時、母のお腹には妹がいました。妹が生まれると、母は父の看病と妹の世話にかかりきりになり、私は同居する全盲の父方の叔母に子守りされることになりました。

その人の名は「テルさん」。テルさんは目が見えないのに器用な人で、私のおむつを替えたり、布団を敷いたり、私をおんぶしながらあやしてくれていたそうです。

でもテルさんにどんなにかわいがってもらっても、私は孤独でした。

母は11歳で母親を亡くし、父も9歳で父親を亡くし、互いに貧しい片親家庭で育ちました。そんな二人が夫婦となったのですから、二人のミッションは「貧乏脱出」でした。子どもと向き合う時間より、仕事をして家計を守ることが最優先です。

母は洋裁師で、昼夜問わずたくさんのお弟子さんが家に出入りし、朝の5時から夜の10時まで、毎日休みなく忙しくしていました。多忙な母に近寄りがたく、私はいつも寂しい思いをしていました。

そんな6歳のある日、母と触れ合えるチャンスが訪れました。一緒にお風呂に入れるというのです。ところが、あまりの嬉しさに緊張したせいか、私はお腹が痛くなってしまいました。そのときの母の態度が、私には「自分の時間を無駄にされた」というように感じてショックを受けました。本当はいたわってほしかった…。

母はいつも家にいてご飯を作ってくれていましたから、母からすれば十分に子育てをしていたつもりかもしれません。でも、私はいつも自宅の二階にある母の仕事場を一階から眺めては、母への思いと寂しさに唇をかみしめていました。

赤ちゃんの時から母に愛された感覚のない私。それは私にとって存在することさえ否定されているような絶望感でもありました。何とか母に振り向いてほしくて、存在を認めてもらいたくて、私は優等生を演じることにしました。

一所懸命に努力してきた私でしたが、ついに高校生のときに寂しい気持ちは我慢の限界に達し、優等生から一転、完ぺきにグレました。すると母から「出ていけ」と罵倒され、言われたとおり高校を卒業すると同時に逃げるように、暗い新潟の田舎から都会に出ました。

環境が変われば何かが変わるだろうと期待しましたが、どれだけ環境を変えても「私は愛されない存在」であるという虚無感が消えることはありませんでした。

そんな私も、24歳で結婚。長男を授かってから1年後の26歳の時、大きなチャンスが訪れました。乳飲み子を抱えてはいましたが、かねてから夫婦で商売をしたいねと漠然と話していた主人の協力のもと、エステ店を経営することにしたのです。

私の実家はサラリーマンの兼業農家、周囲に経営経験のある人はいません。主人以外の誰もが反対する中､自己資金200万円から半年で2700万円という大金を準備し、怖いもの知らずでお店の経営を始めました。光輝こうとする私の努力第一弾のチャレンジです。

仕事は順調でしたが、オープンから一年も経たないうちに、仕事に没頭する私に愛想をつかした主人が家を出て行ってしまいました。私は忙しさのあまり、まだ乳飲み子だった息子を叔母（父の妹）に預け全面的に世話をしてもらっていました。

私を傷つけた母のようには絶対になるまいと思っていたのに、気づけば母と同じことをしていたのです。そんな自分に直面し、さらに絶望しました。

時は流れ、私が43歳の時、2つ違いの妹が癌になりました。今から20年ほど前のことです。当時、癌は今よりもずっと死を思わせる強い意味を持つ病気でした。電話で知らせを受け、私は愕然としました。

「命って何？」

「生きるって何？」

「私は何のために仕事をしているの？」

これをきっかけに、私の「本当の自分」探しの旅が始まりました。

会社を経営し、家も購入しました。ブランド品で身を固め、外車に乗り、海外旅行に行くこともできる。世間から私は輝いていると言われ、確かに高さの成功はそこにありました。それなのに、消えないこの虚無感は何？

愛したくても愛せない。信じたくても信じる事ができない。だから離婚もした。社会とのコミュニケーションは上下関係ばかり。そんなのちっとも幸せじゃない…。


それから私は、いろんなものを探して、ずいぶん長く自問自答し続けました。ヒプノブレスを9年間、一流と言われる精神衛生カウンセラーによるカウンセリングを8年間、ほかにも占い、宗教、コンサルタント、いったいどれだけの門を叩き、お金と時間を費やしたことでしょう。でも、答えは出ません。

そんな出口の見えない心の闇に問い続けることに疲れ、私は結論を出しました。

私が望む人生は、きっとこの世にはない。母との関係性を築き直すことはもうできない。私の今世、大失敗！　私はスタートを間違えた。あの家に生まれてきたことがそもその間違いだったんだ！　そんな私でも「うらやましいと言う人がいるのだから、それはそれでよいではないか」と。

そう自分自身に言い聞かせ、心に蓋をして間もない2020年、新型コロナパンデミックが世界を震撼させました。

東京都の要請で店舗は3ヶ月間の休業。3ヶ月たって再開しても元の売り上げには戻りません。経営者にとって売り上げがないことは死活問題、何か手を打たなければなりません。とても大変な時期ではありましたが、このコロナ禍はゆっくり腰を据えて考える時間を与えてくれました。

はじめにも言いましたが、私は以前からずっとアトピーさんの手当てをする中で疑問を持っていました。

「人はなぜアトピーになり、再発するのか」

「アトピーを改善したとしても他の病気になる人が、なぜ多いのか」

アトピーの皆さんと同じく私も病気を繰り返していました。また、何があっても仕事をやり続けるという、私の仕事に対する姿勢はいったいどこから来ているのか、というのも疑問でした。いくら考えても答えにはたどり着けません。

2021年62歳の時、世間はまだコロナの脅威でいっぱいでしたが、私はある運命的な再会をしました。それが、今回監修をしてくださった女医の長岡美妃先生です。彼女は私の話を一通り聞くと、認識技術(エヌテック)を学んではどうかと言いました。認識技術については2014年にも聞いたことはありましたが、そのころ私は、東京ドームシティで夢を語るプレゼンテーションに挑戦していたり、モスバーガーやエイベックスのような身の丈に合わない大手企業と仕事をしていたり、英語も話せないのに海外企業からの依頼を受けたりして精力的に活動し、光り輝く存在へと邁進している時でした。そのため当時はお断りしたのですが、今回はタイミングだと思い「学んでみよう」と決心しました。なぜなら私の心は擦り切れていたからです。

そう決めたものの、集中して学ぶためには仕事を休まなくてはいけません。35年間も営業し続けてきた店舗を自分の都合で「休業します」とお客様に告げるのです。たくさんの現実的理由が必要で、私にとっては相当な決断と覚悟の時でした。

この決断と覚悟の無意識深くには、母に振り向いてもらいたい幼い寂しい少女の自分がいたのです。「お母さん、私を見て。私はこんなに頑張っているよ」「こんなに大きな決断もできるんだよ。だからほめて」と声なき声で訴え続けているのです。

母はすでに他界していますが、幼い頃に繰り返し負ってしまった心の傷が癒されることなく、ずっと続いているのです。そんな気持ちからくる衝動が、大きなチャレンジをさせ、心身に負担をかけ、結果病気を発症していたのです。無意識エンジン発見セッションは、見事にそれを見抜きました。

そして、それはすべてが人間共通のしくみどおりだということを知りました。

私だけではなく、人間であれば誰もが、0歳から6歳までの間に起きたショック事件で、自分のアクセルとブレーキを決めているというのです。その後の人生はすべてフラクタルです。

様々な事件が形を変え、登場人物を変えて現れるだけ。そうやって人は幼い頃に決め